다이어트는 현대인의 업보다. 본능과 싸우는 전쟁이다. 무엇보다 이 전쟁은 정보전이다. 민재원 약사는 우리가 만날 수 있는 최고의 스파이다. 그녀는 40대의 나이로 머슬마니아 대회에 나갔고 4개월이라는 짧은 훈련만으로 2위를 해 주변 사람들을 경악시켰다. 본능과 싸워 이긴 그녀의 승리 노하우는 우리에게 영감을 준다. 그녀는 지금 우리를 두드려 깨우고 있다. 누구나 그녀처럼 건강하고 아름답고 행복해질 수 있다고.
– 강신장, 모네상스 대표·고전5미닛 제작자

약사이자 운동 전문가로서 다이어트의 효율적 운동법과 식이요법을 처방하고 그에 맞는 영양제를 처방해주면 정말 대단하겠다고 상상해본 적이 있다. 그 어려운 걸 둘 다 해낸 약사가 바로 제니이다. 약사이자 운동 전문가가 처방하는 다이어트 운동법과 영양요법! 전문적이면서 독특한 제니 약사의 책이 기대되는 이유이다.
– 고상온, 약사·유튜브 〈약사가 들려주는 약 이야기〉 운영자

한 가지 분명한 것은 '다이어트란 사랑으로 자기를 아껴주는 실천'이라는 사실이다. 이 책의 저자인 민재원 약사는 언제나 자기를 사랑하는 모습을 몸소 실천하고 보여주며 그 밝은 에너지를 타인에게까지 전달하려 한다. 자기애의 전도사로서 기존의 잘못된 다이어트를 지적하고 제대로 된 다이어트 원리를 알려준다. 이 책을 통해서 다이어트는 자기를 사랑하는 방법임을 배우고 실천하길 바란다.
– 구재돈, 한의사

이 책의 저자인 민재원 약사는 죽은 지식이 아니라 살아 있는 지식을 이해하기 쉬운 언어로 전달하는 건강 전도사이다. 그동안의 무조건 굶는 방식의 다이어트가 아닌 과학적이고 지속가능한 방식의 실천적인 다이어트 책이다. 음식뿐 아니라 머슬마니아 출신인 저자가 직접 시연을 보여주는 운동법 등도 크게 도움이 될 것이다.
– 김경철, 강남메이저클리닉 원장

다이어트는 빼는 것보다 유지하는 것이 어렵다. 요요가 자주 오거나 잘 빠지지 않는 체질이라고 생각되는 분들이 보면 좋을 것 같다! 특히 식이요법에서 장 건강의 중요성과 쉽고도 효과적인 식이조절의 여러 가지 팁들을 소개해준다. 더욱이 다이어트에서 중요한 스트레스 관리(마음 관리)와 더불어 올바른 운동 자세들까지 총망라하고 있다. 이 책 한 권이면 누구나 자신 있게 실패하지 않는 다이어트를 할 수 있으리라 생각한다!
– 김난희, 아람한의원 대표원장·한의사

과연 민재원 약사의 책이다. 안티에이징 다이어트에 필요한 식단, 영양제, 운동법까지 총망라돼 있다. 다시 한 번 그녀의 재능과 노력에 감탄한다. 영양제와 건강기능식품 시장은 매년 성장하고 호황을 이루지만 우리의 건강 수준은 그리 좋아지지 않았다. 아이러니한 상황이다. 이 책은 약사의 전문성을 바탕으로 건강 식단, 다이어트 운동법, 안티에이징에 대한 다양한 정보를 담고 있다. 건강과 다이어트의 친절한 안내서가 될 것이다.
– 김대업, 대한약사회 회장

산업 곳곳에서 혁신과 혁명이 일어나고 있다. 핸드폰은 스마트폰이 됐고 배달은 짜장면뿐 아니라 모든 것이 가능하게 됐고 원하는 물건은 12시간 후면 현관 앞에 있는 삶을 살고 있다. 그러나 건강에 가장 직접적 영향을 주는 영양소에 대한 혁신은 아직 변화가 적다. 민재원 약사가 쓴 이 책은 여러분의 몸과 영양에 대한 새로운 지식으로 혁신시켜 줄 것이다.
– 김민철, 아나두 대표

논리학자가 논리적이지 않고 윤리학자가 윤리적이지 않으며 행복을 연구하는 심리학자가 행복하지 않다. 그런 시대에 건강하고 날씬한 몸의 상태를 유지하고 있는 민재원 약사의 다이어트 처방을 신뢰하지 않을 수 없다. 민재원 약사는 늘 웃는 얼굴, 긍정적인 마음가짐으로 주위 사람들에게 행복의 바이러스를 전파한다. 그의 책은 더욱 신뢰가 간다. 건강한 삶으로 가는 길이 책 한 권에 오롯이 담겨 있다. 이 또한 감사할 일이다.
– 김상근, 연세대학교 교수·인문학자

삶을 영위하거나 회사를 경영하거나 선택을 잘해야 한다는 것을 수시로 느끼게 된다. 이럴 때 항상 아쉬운 것은 제대로 된 조언과 실천 방법이다. 한창나이에 커다란 교통사고를 당하고는 항상 여러 곳에서 통증을 달고 살게 되었다. 그 탓을 하며 운동을 피하다 보니 나이가 들면서 체형도 달라지고 더 많은 건강 문제를 안게 되었다. 50대에 들어서야 후회하며 피트니스와 다이어트를 시작했다. 수없이 많은 시행착오를 겪고 나서 처음부터 제대로 알고 시작했더라면 훨씬 더 이른 시기에 건강을 되찾을 수 있었을 텐데 하는 후회를 했다.

민재원 약사는 그야말로 노력으로 몸짱이 된 사람이다. 제대로 된 다이어트를 선택하고 건강을 유지할 수 있는가를 몸소 실천해보고 그것을 책으로 냈으니 최고의 실천 교과서라 할 만하다. 처음부터 이런 책이 내게도 있었더라면 시행착오를 적게 했을 것이다. 이제라도 이런 충실한 조언서가 발간된 것에 찬사를 보낸다.

– 김석수, 동서식품 회장

그녀를 보면 "사람의 밝은 기운은 나이를 잊게 한다."라는 말이 떠오른다. 그녀는 때로는 천진난만하게 때로는 진중하게 다가온다. 아마 건강한 삶과 에너지에 대한 끊임없는 애정과 철저한 실천력 덕분일 것이다. 나이 들어 보이지 않으려면 철들지 않으면 된다는 우스갯소리도 있다. 자신의 삶에 최선을 다하되 늘 즐거울 수 있다면 이 또한 나쁜 방법은 아닌 것 같다. 웃으면서 건강을 지키고 싶고 즐겁게 나이 들고 싶다면 이 책을 읽어보길 권한다. 이 책에는 때로는 소녀 같으면서도 프로페셔널한 그녀의 밝은 기운이 고스란히 담겨 있다.

– 김성경, TV조선 〈강적들〉 진행자·아나운서

제니는 내가 아는 가장 열정적인 사람이다. 블로그와 유튜브에서 활발히 활동하는 면도 그렇지만, 바쁜 중에도 꾸준히 운동을 하며 건강을 유지하고 있다. 잠깐잠깐 마주칠 때마다 밝고 경쾌한 모습에 감탄을 넘어 감동을 느끼기도 한다. 요즘의 다이어터들은 정보의 홍수 속에서 이런저런 이야기를 듣다 보니 트렌드만 쫓다가 다이어트에 실패하는 경우가 많다. 이런 분들에게 제니의 책을 강력 추천한다. 제니는 건강 상식을 많이 알고 있을 뿐만 아니라 몸소 실천하면서 얼마나 효과적인지도 직접 보여준다. 성실한 그녀가 하는 이야기들은 확실히 믿을 만하다.

그리고 이 책을 읽는 독자들도 제니가 스스로 입증한 내용을 생활 속에서 꼭 실천해보길 권한다. 건강과 아름다움 그리고 젊음을 되돌리는 것까지 한 번에 3가지 효과를 경험할 수 있을 것이다!

– 김성령, 배우

기존의 식상한 다이어트 요법은 잊어라. 그녀가 소개하는 의학적 근거에 기반한 실전적인 다이어트는 대한민국의 독자들에게 큰 반향을 불러일으킬 것이다. 그녀 자신이 곧 증거이기 때문이다.

– 김세완, 신길 연세365의원 대표원장

혼히 약사란 약국에서 의사의 처방에 따라 약을 조제하고 의약품을 판매하는 사람이라고 생각한다. 그러기 위해 오랜 시간 공부를 할 필요가 있을까를 묻는 환자들도 있다. 그러나 약사들의 업무는 보이는 것이 다가 아니다. 지역 주민의 건강 지킴이 역할을 하고 국민의 안전한 삶을 돕기도 한다. 나름의 의미와 보람이 있는 직업이다. 민재원 약사가 약사로서 블로거와 유튜버가 되어 다양한 활동을 펼치는 모습을 보면서 약사의 업무 영역이 한 발 더 확장된 것을 느낀다. 일반인에게 약에 대해 알려주고 건강에 관해 직접 상담도 해준다. 책을 통해 건강 가이드를 제시하는 것도 멋진 일이다. 약사의 전문성을 바탕으로 건강, 비만, 안티에이징에 대한 다양한 정보가 담겨 있다. 두말할 것도 없이 큰 도움이 될 것이다.

– 김종환, 대한약사회 부회장·서울시약사회 총회의장

무조건 알아야 할 안티에이징 다이어트의 바이블! 민재원 약사는 무대 위에서 가장 빛나는 줄 알았다. 언제나 통통 튀는 약사 제니. 그런데 전문가답게 인체와 약에 대한 설명을 풀어놓을 때 가장 빛이 났다. 그녀의 책을 읽고 '뇌섹녀'라는 것을 알게 됐다. 그녀의 책은 '왜'가 아니라 '어떻게' 다이어트를 해야 하는지, 운동을 해야 하는지, 안티에이징을 해야 하는지를 알려준다. 생리학을 기초로 영양과 비만의 관계를 알려주고 몸에 영향을 미치는 원리도 설명해준다. 잘못된 영양 상식과 운동 상식도 과감히 깨준다. 역시 제니답다!

– 김현우, 보스턴인베스트먼트 회장

아이 세 명의 워킹맘, 머슬마니아, 약사, 유튜버 등 저자는 한 사람으로선 하기 힘든 일들을 동시다발적으로 훌륭하고 즐겁게 해낸다. 보통 사람의 10배의 열정과 5배의 체력을 지니고 있다. 옆에서 보면 지치지를 않는다. 저자의 이 힘의 근원은 무엇일까 생각해보았을 때 바로 '모두가 건강했으면' 하는 바람이라는 것을 알게 되었다. 그런 저자의 바람과 노하우가 집대성된 책이 드디어 세상에 나오게 되었다. 다이어트할 때 무엇을 먹을까 고민이신 분들께, 에너지와 건강함이 필요하신 분들께 바쁜 하루 중에 잠깐 만나기만 해도 행복한 소중한 친구와 같은 책이 되리라 믿는다.

– 김해영, 가정의학과 전문의

저탄고지협회 세미나에서 몸짱 미녀 약사 제니와 처음으로 만났다. 본인이 직접 몸을 만든 경험과 저탄고지 식이요법을 접목시키려는 노력이 세미나에까지 나오게 했을 것이다. 벌써 몇 년 전이다. 약사 제니의 최근 활동을 지켜보면서 무엇이 그녀를 움직이게 하는지 생각해보았다. 습관화된 열정? 그 열정이 유튜버를 하게 만들었고 몸짱도 되게 만들었다. 이제는 본인의 필살기로 똘똘 뭉친 이 한 권의 책도 만들었다.

많은 사람들은 단 한 가지 최고의 다이어트 비법을 원한다. 하지만 우리 몸은 그렇게 간단하지 않다. 호르몬, 신경, 수면, 스트레스 모든 것이 식욕과 대사를 조절하는 데 관계한다. 체중은 그 결과물일 뿐이다. 추천사를 쓰고 있는 나 자신도 머리 복잡한 환자들에게 딱 세 가지를 강조한다. 잘 쉬고(수면과 스트레스), 소화·흡수 잘하고, 바른 자세로 척추운동하라고.

제니가 유튜브를 하고 몸을 만들면서 기능의학 의사를 포함한 많은 전문가와 교류하고 공부하며 정리한 결과물이 드디어 나왔다. 최근 내가 본 책 중에서 단연 돋보인다. 이거 한 번 잡숴봐 유의 감언이설이 아니라 우리 몸이 움직이는 방식에 따라 제대로 된 다이어트를 원하는 수많은 다이어트 실패

경험자들에게 일독을 권한다.
— 류호성, 라이프 체인저·연세이너힐의원 대표원장

이 책은 찐 다이어트 본질을 이야기한다. 극단적이고 힘든 다이어트가 아닌 생활 속에서 스며들어 실천하고 경험할 수 있는 엑기스를 이야기하고 있다. 예쁘고 자기관리 잘하는 여성이 뇌까지 섹시하니 참 부럽다. 이 책의 증거는 바로 저자인 몸짱 약사 민재원이다. 이 책대로 실천하면 내 일생 가장 아름다운 나를 만날 수 있을 것이다. 나 또한 그 증거가 되어가고 있다.
— 문성실, 평생 몸짱 되고 싶은 요리연구가

이 책의 저자인 민재원 약사는 다양한 얼굴을 가지고 있다. 약사로서의 전문성이 뿜뿜 풍기는 유튜브 〈제니의 드럭스토어〉의 진행자, 저를 포함한 지인들에게 건강에 대한 조언을 아끼지 않는 친근한 동생, 아름답고 건강미 넘치는 삶을 실천하는 행동가. 이제 작가로서 다이어트 관련 책까지 냈다. 이 책을 접하는 독자들이 더욱 건강한 삶을 살 수 있는 계기가 될 것 같아서 더없이 반갑다. 앞으로의 행보에 건승을 빈다!
— 배경은, 사노피코리아 대표이사

이론적 상상이 아닌 경험에서 나오는 조언에 전문가의 견해가 더해진다면 이보다 더 좋은 제안이 있을 수 있을까? 저탄고지협회 멤버로 저탄고지 다이어트를 바로 알고 본인의 몸을 건강하게 만들어본 운동 경험과 약사로서의 전문가적 영양제 컨설팅. 이 책에서 독자들이 얻을 수 있는 정보는 진정 살아 있는 지식이다.
— 송재현, 대한저탄고지협회장·외과전문의

'민재원' 하면 '건강한 삶, 건강한 세상을 꿈꾸는 머슬퀸 약사'라는 긴 수식어가 떠오른다. 강연, 블로그, 유튜브를 통해 건강 전도사로 활동하는 그녀는 항상 생기가 넘친다. 약사 가운에 가려진 그녀의 탄탄한 근육이 내심 부러울 뿐이다. 지난 몇 년간 그녀가 블로그와 방송을 통해 만든 콘텐츠를 글로 정리하는 모습을 보며 또 한 번 감탄하지 않을 수 없었다. 바쁜 중에도 틈

틈이 자료를 모으는 그녀를 내심 응원했다. 오랜 노고가 책으로 나오게 된 것을 축하하며 안티에이징 시대 진정한 바이블로 자리잡기를 진심으로 기원한다!
– 신병철, 중간계캠퍼스 대표·박사

방송에서 제니를 만나 건강에 대한 이런저런 조언을 들었다. 그녀는 약사로서 프로페셔널하고 또한 자기관리도 열심히 한다. 그런 그녀가 공들여 쓴 책은 꼭 읽어봐야 한다는 생각을 하게 됐다. 이 책을 읽으며 아이 셋을 키우며 활발히 사회생활을 하는 그녀처럼 에너지 넘치는 여성이 되고 싶다는 욕심을 부려본다. 독자들도 나의 욕심과 같으리라 기대한다.
– 안지환, 성우

우선 민재원 약사의 책 출간을 축하하고 싶다. 항상 다양한 분야에서 열정적으로 활동을 하면서 책까지 내다니 부럽다. 최근 코로나 바이러스 등으로 건강에 대한 관심이 높아졌다. 앞으로도 개인 건강을 컨설팅하고 지도해주는 중요한 역할을 계속해주리라 기대한다.
– 유광렬, 케어캠프 대표

밥을 굶으면 살은 빠진다. 하지만 건강을 해치고 금방 요요가 온다. 많은 분들이 경험했으리라. 이 책에서 민재원 약사는 본인이 몸짱이 된 과정을 직접 밝힌다. 우리 몸의 원리와 영양, 요요 없는 다이어트의 비법, 젊어지는 안티에이징 방법, 가벼운 운동을 통해 몸짱이 되는 방법까지 속 시원하게 답을 해주니 그냥 따라 해봐야겠다.
– 이경배, 전 CJ 올리브네트웍스 대표이사·경영학 박사

오늘날 많은 분들이 오랫동안 간직하고 있는 화두는 바로 다이어트이다. 이 책을 펴고 계신 당신은 몇 번이나 다이어트를 했는가? 다이어트에 성공했는가? 왜 우리는 매번 살과의 전쟁에서 어김없이 지게 될까? 왜 우리는 다이어트를 하고 요요를 겪고 다이어트 전보다 더 살이 찌는 걸까? 우리가 번번이 다이어트에 실패한다면 다이어트 방식이 잘못된 것은 아닐까? 몸

짱 약사 제니의 이 책에는 왜 우리가 번번이 다이어트에 실패했는지, 우리가 살이 찌는 것은 무엇 때문인지, 우리가 비만을 탈출하기 위해서 꼭 챙겨야 하는 것은 무엇인지, 좀 더 건강하게 늙지 않게 살아가는 방법은 무엇인지를 최신의 과학적 이론을 바탕으로 아주 쉽고 재미있게 이야기해준다. 인생의 마지막 다이어트를 찾고 있는가? 건강한 다이어트를 원하는가? 그렇다면 이 책을 읽어보라. 다이어트에 대한 새로운 눈을 뜨게 될 것이다.
— 이영훈, 『기적의 식단』 저자·안과 전문의·저탄고지 라이프스타일 카페 운영자

내가 민재원 약사를 처음 만난 것은 어느 강의장이었다, 나도 민 약사도 사뭇 긴장된 자리였다. 그런데 민 약사는 특유의 밝은 미소로 내게 다가왔고 우리는 바로 언니 동생이 되었다. 민 약사는 자신이 가진 것을 녹여 사물을 환하게 비추는 재주를 가진 사람이다. 나이를 가늠할 수 없는 외모와 지적 호기심을 가지고 세상을 향해 나아가며 밝은 기운을 뿌려낸다. 눈이 부시지 않는가. 그런 민 약사가 책을 낸다고 하니 나도 모르게 덥석 집어 들게 된다. 몸도 마음도 건강한 그녀의 비밀을 알아내어 그녀처럼 되고 싶은 것이다. 이 책은 우리 모두를 그렇게 건강하게 만들어줄 것이다. 행복해지고 싶은가? 그렇다면 재원처럼~
— 이지향, 모악산의 아침 약사

만능 엔터테인먼트 머슬퀸 민재원 약사! 같이 있기만 해도 몸이 즐거워지면서 저절로 건강해지는 마술을 부린다. 그런 제니 약사가 책을 통해 많은 사람에게 건강을 선물하게 되었다. 책을 읽는 것만으로도 제니 약사가 옆에 있는 것처럼 독자들에게 힐링 에너지를 선사할 것이다! 힘들고 지칠 때 읽어보자. 필독을 권한다.
— 정명일, 건세바이오텍 대표·대한저탄고지식이협회 부회장·박사

또 다이어트? 누구나 한 번쯤은 도전하고 일시적 성공도 했을 다이어트. 약사 제니가 그 다이어트를 주제로 책을 썼다. 무엇이 다를까? 과연 이 책은 다이어트를 성공하게 해줄까? 그녀의 지식보다 그녀의 삶에 해답이 있다. 다이어트는 숙제가 아니라 삶이다. 우리는 기간을 정해 다이어트에 도전

하고 성공하면 다른 삶을 살아간다. 그러나 제니는 그렇게 살지 않는다. 매일매일 즐겁게 다이어트를 위한 그 무엇을 한다. 그녀를 보면 언제나 에너지가 넘친다. 그녀에게 다이어트는 일상이다. 머슬마니아 대회에 참석할 때도, 유튜브 방송을 할 때도, 이 책을 쓸 때도 그녀의 일상은 변함이 없다. 저탄고지 식단, 일상이 된 운동, 전문적인 영양제 처방 등 이제 그녀의 이야기를 들어보자.
– 조근호, 행복마루 법률사무소 대표변호사

항상 밝고 쾌활한 그녀가 바쁜 시간을 쪼개 책을 낸 것에 대해 축하의 박수를 전한다. 다음으로 그녀의 책을 읽게 될 독자들에게도 축하의 말을 건넨다. '나는 잘살고 있다.'라는 확신을 가질 기회가 생겼다. 부디 그녀의 책을 통해 자신감을 얻어가는 분들이 많아지길 바란다.
– 조연우, 배우

책을 읽고 내가 가장 감탄했던 부분은 우리 몸이 이토록 과학적으로 돌아가고 있다는 것이었다. 나는 호르몬, 몸의 리듬, 영양소의 불균형과 비만의 관계 등을 읽으며 그간 무엇을 잘못했는지 쉽게 이해할 수 있었다. 내가 미처 알지 못했던 지방의 이점과 탄수화물의 독성은 매우 흥미진진하게 읽어나가게 됐다. 이 책을 많은 이들에게 소개할 수 있어 매우 기쁘다. 누구라도 재미있게 읽을 수 있는 책이다.
– 조원탁, 교정학회 대전세종충남지부장 겸 대전예치과 대표원장

세 아이 엄마로서, 약사로서, 유튜버로서, 강사로서, 헬스 매니저로서, 양천구약사회 상임이사로서 숨 쉴 틈 없는 활동을 하는 에너자이저가 또 책까지 내는 놀라운 일을 해냈다. 이 책은 인생의 여정에서 제일 중요한 '건강'을 주제로 하고 있다. 단순히 전문가의 이론만을 제시하는 여느 책들과 달리 현실적인 운동방법과 식생활습관 영양요법을 제시한다. 일반인들의 건강지킴이로서 귀한 지침서가 될 것으로 확신한다.
– 최용석, 양천구 약사 회장

약사 제니에게 없는 세 가지. 하나, 내숭이 없다. 시원시원하고 비타민 같은 성격의 앞뒤가 똑같은 그녀가 하는 말은 그대로의 팩트에 충실하다. 둘, 거침이 없다. 하고자 하는 목표가 생기면 주저 없이 실행에 옮긴다. 그녀의 가이드를 따라간다면 반드시 이상적인 몸매를 이루게 될 것이다. 셋, 한계가 없다. 경력단절 삼남매 엄마인 그녀는 약사 유튜버는 물론이고 머슬마니아 대회까지 도전한다. 그녀가 전파하는 도전과 열정 에너지는 포기하고 싶은 순간에 우리를 일으켜 다시 나아가게 해줄 것이다.

– 최인영, 비즈니스테라피스트 대표

처음 민재원 약사를 만났을 때 약사라는 게 믿기지 않았다. 너무 예쁘고 멋있어서 모델 출신인 줄 착각했다. 시간이 지날수록 24시간이 부족할 만큼 바쁘게 사는 그녀를 보고 감탄하지 않을 수 없었다. 끊임없는 지식 연마와 건강에 대한 박식함까지 모든 것을 갖춘 약사라는 것을 인정할 수밖에 없다. 이번에 책을 낸다는 소식을 듣고 역시 대단하다고 저절로 고개를 끄덕이게 되었다. 본인이 지닌 모든 재능을 모두와 공유하려는 그녀에게 힘찬 격려의 박수를 보낸다.

– 한동주, 서울시 약사회 회장

건강한 사람이 건강한 책을 쓴다. 민재원 약사에게는 건강한 지식과 건강한 친구들과 건강한 경험이 있다. 누군가에겐 정보와 지식일 뿐이지만 그녀에겐 생활이다. 우리는 그녀의 유튜브에서, 페이스북에서, 인스타그램에서, 블로그에서 건강한 생활을 엿볼 수 있다. 그리고 그 생활의 일부가 책이 되어 세상에 나왔다. 반가운 마음으로 그녀의 지식과 경험이 이 책을 통해 더 많은 사람들과 나누어지길 기대한다. 그녀의 책을 읽은 독자들이 건강해지는 걸 꿈꾸는 즐거운 상상을 해본다.

– 홍성주, SK하이닉스 CIS 비즈니스 담당 부사장

함께 있으면 언제나 모두를 즐겁게 하는 제니 약사. 자신을 사랑하고 건강하게 가꾸기 위한 그녀의 노력은 그녀를 머슬퀸이 되게 했고 주위 사람들에 대한 사랑은 그녀를 유튜버가 되게 했다. 그녀의 끝없는 나눔은 이제 그녀를 작가가 되게 했다. 건강한 몸 가꾸기에 대한 민재원 약사의 깨달음과 노하우가 담긴 이 책은 식단부터 운동까지 빈틈없이 다루고 있다. 일생이 다이어트 중인 모든 분들께 힘이 되어줄 책이다. 유쾌한 그녀와 함께 이제 날씬해져 보자.
– 황미진, 하나유외과 원장

이 책은 기존의 다이어트 지침서와 달리 저자가 직접 몸짱 약사로 거듭나기까지의 학습과 노력을 알기 쉽게 설명한 책이다. 특히 일상생활 가운데 건강하게 먹는 법, 운동법, 보조 영양제부터 마음 처방전까지 쉽게 설명하고 있다. 이 책을 펴는 순간 바로 여러분도 민재원 약사의 지침에 따르고 있는 자신을 발견할 것이다.
– 추성욱, 강남구 치과의사회 부의장·추성욱치과 원장

보는 사람을 기분 좋게 만드는 민재원 약사의 밝고 생기 있는 비밀을 많은 분들이 함께 누렸으면 좋겠다.
– 현영, 방송인

다이어트가 잘못됐습니다

몸짱 약사 유튜버가 가르쳐주는
안티에이징 다이어트의 비밀

다이어트가
잘못됐습니다

민재원 지음

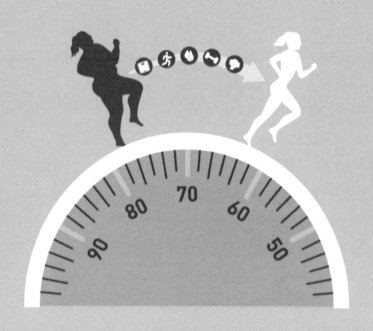

클라우드나인

제니처럼 안티에이징 다이어트하자!

_ 강윤선, 준오헤어 회장

"저 2위 했어요."

2019년 머슬마니아 대횟날 제니에게서 카톡과 함께 사진이 전송됐습니다. 한눈에 보아도 건강하고 아름다운 제니의 손에 트로피가 들려 있었습니다. 제가 처음 제니를 만났던 것은 어느 공식 행사에서였습니다. 유창한 영어로 세미나를 주재하던 그녀의 모습이 너무 멋있어서 먼저 악수를 청했습니다. 그런데 공식 행사의 영어 전문 MC인 줄 알았던 그녀는 자기를 약사라고 소개했습니다.

"약사 민재원이라고 합니다."

저는 깜짝 놀랐습니다. 그런데 저의 놀람은 이후로도 몇 번이나 계속됐습니다. 사석에서 만나 듣게 된 제니의 이력은 남과 달라도 너무 달랐습니다. 몇 번이나 탄성을 내질렀습니다. 지면을 통해 제니의 독특한 이력을 몇 가지만 소개해보겠습니다.

첫째, 제니는 약사 중에서도 블로그는 물론 유튜브까지 운영하는 '스타' 약사입니다. 하루에도 몇 번씩 블로그에 글을 올리고 유튜브도 일주일에 몇 편씩 영상을 올립니다. 본인이 직접 경험해본 건강관리 방법은 물론 영양제 상담, 다이어트 조언, 그리고 다양한 일상의

브이로그까지 다양한 주제의 콘텐츠를 만들어 다양한 정보를 제공합니다. 누적 콘텐츠 수와 조회수가 상당합니다.

둘째, 제니는 운동, 식단, 영양제 등 건강을 주제로 한 전문 강사입니다. 본인의 전공인 약에 대해서뿐만 아니라 다이어트, 건강관리, 안티에이징 등에 관해 전문가라 할 만큼 깊고 넓은 지식을 자랑합니다. 청소년들을 대상으로 한 복약지도는 물론 성인과 노인을 위한 건강 강좌에도 열심히 참여합니다. 도움이 되는 자리라면 어디든 찾아가느라 날마다 바쁩니다.

셋째, 그녀는 세 아이를 키우는 멋진 주부입니다. 첫째 딸아이는 올해 대학생이 되었습니다. 밑으로 고등학생이 둘이나 있습니다. 솔직히 저를 가장 놀라게 한 것은 이것이었습니다. 많은 일을 하면서 육아까지 잘 해내다니! 가끔 정말 슈퍼우먼이 아닐까 하는 생각을 해봅니다. 제니는 자신만의 노하우를 "자투리 시간도 잘 활용하기"라고 알려주었는데 사실 제게는 너무 어려운 일입니다.

이렇게 바쁘게 사는 제니에게서 머슬마니아 대회에 참가하고 싶다는 이야기를 들었을 때 사실 저는 조금 말리고 싶은 심정이었습니다. 대회가 불과 4개월 남짓 남은 때였습니다. 무엇이든 열심히 하고 즐겁게 하는 제니의 성격을 잘 알았지만 저는 걱정이 앞섰습니다. 오랜 기간 대회만 준비해온 사람들이 많은데 이렇게 늦게 시작해 좋은 성적을 낼 수 있을까? 마흔을 넘긴 나이에 괜히 무리해서 아프기라도 하면 어쩌나? 걱정이 앞섰습니다.

그런 제게 그녀는 "언니, 나는 증명해 보이고 싶어."라고 말했습니다. 아마추어가 아니라 프로로서 자기 자신과의 싸움에서 이기고 뭇 사람들 앞에 서고 싶어했습니다. 그런 제니를 보며 저는 우려를 응원으로 바꿀 수밖에 없었습니다. 그리고 누구보다 열심히 하는 그녀를 보며 좋은 결과가 나오지 않을까 하는 막연한 기대까지 품게 되었습니다. 그리고 마침내 제니는 첫 대회에서 2위 수상이라는 놀라운 성과를 보여주었습니다.

이후 제니에게 "너도 책을 한 번 써봐! 추천사는 내가 써줄게."라고 말하기 시작했습니다. 제니는 지인들 사이에서도 다이어트와 운동 그리고 안티에이징에 대해 질문하면 누구보다 친절하게 건강 처방을 주는 약사로도 유명합니다. 그녀가 가진 건강과 안티에이징에 대한 지식 그리고 다수의 건강 코칭 경험을 책으로 잘 풀어낸다면 저 같은 사람에게는 너무나 좋은 지침서가 되리라는 확신이 들었습니다. 그래서 몇 주 동안 누구나 부러워하는 '머슬퀸'이라는 별명까지 얻었는데 그 많은 콘텐츠를 갖고만 있으면 너무 아깝지 않으냐고 설득했습니다.

옆에서 지켜본 제니는 자신을 사랑할 줄 아는 사람, 몸의 소리에 귀를 기울일 줄 아는 사람, 타인의 건강 코칭에도 열과 성을 쏟는 사람, 일단 시작하면 마지막까지 책임지는 사람입니다. 스스로를 사랑할 줄 아는 제니의 가르침은 어느 것 하나 허투루가 없습니다. 저의 바람은 부디 많은 이들이 머슬퀸 제니의 이야기에 귀를 기울이는 것입니다. 그래서 그녀처럼 건강하고 젊고 아름다워지기를 바랍니다. 제니를 보면 누구나 할 수 있다는 말이 진리처럼 느껴집니다.

마지막으로 머슬퀸 제니에게 보냈던 힘찬 응원의 박수를 제니의 독자 여러분에게도 보내드립니다.

"우리도 제니처럼 할 수 있습니다!"

다이어트의 원리를 알면 백전백승이다!

"몸의 소리를 들어보세요."

제가 강의나 상담에서 자주 하는 이야기입니다. 처음 이런 말을 꺼내면 다들 반신반의하는 표정입니다. 약학을 전공한 사람이 하는 이야기치고는 너무 비과학적인 것 아닌가 하는 의심의 눈초리도 있습니다. 저도 그랬습니다. 정신없이 바쁘게 살 때는 몸의 소리란 것이 도통 무슨 말인지 몰랐습니다. 하지만 정말 몸의 소리를 듣고 난 이후 저는 많이 달라졌습니다. 건강관리부터 안티에이징까지 몸이 필요한 것에 대한 모든 실마리를 찾을 수 있게 되었습니다.

아이 셋을 낳고 육아와 가사에 치이며 지내던 어느 날 허리 통증이 찾아왔습니다. 통증이 너무 심해서 찾은 병원에서 근육이 너무 없어서 허리가 버티지를 못한다며 근력 운동을 해보라는 이야기를 들었습니다. 저의 근육량은 한참 미달이었고 살이 물컹거려서 사람들이 신기해할 정도였으니까요. 하지만 몸의 어딘가가 아프기 시작하자 뭐라도 해야 한다는 마음으로 운동을 시작했습니다.

제가 몸의 소리를 듣기 시작했던 것은 그때부터였던 것 같습니다. 이후 저는 먹는 것, 자는 것, 움직이는 것에 관심을 갖고 몸이 어떻게

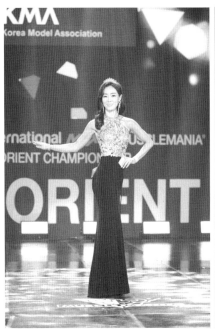
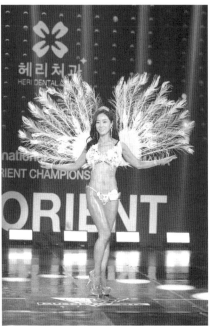

2019년 머슬마니아 오리엔트 출전 시 모습.

반응하는지도 살폈습니다. 원래부터 실험하는 걸 좋아하는 성격이라 영양제를 꼬박꼬박 챙겨 먹고 몸이 어떻게 변하는지도 살폈습니다. 운동을 하면서도 어떻게 근육이 만들어지는지 꼼꼼히 체크했습니다. 이후 저는 달라졌습니다. 마트에서 장 볼 때도 작은 쌀 포대 하나를 옮기지 못했는데 어느 날부터 양손에 10킬로그램 아령을 들고 스쿼트를 할 수 있게 되었고 군살로 흐느적거리던 몸이 꼿꼿해지면서 배에는 식스팩까지 생기게 되었습니다.

이렇게 몸이 변하자 가장 크게 달라진 것은 '마음'이었습니다. 자신감이 생겼고 무엇이든 해내고 싶다는 욕심도 커졌습니다. 행사 진행이든 강연이든 봉사든 제가 필요한 곳에 가서 제가 가진 것들을

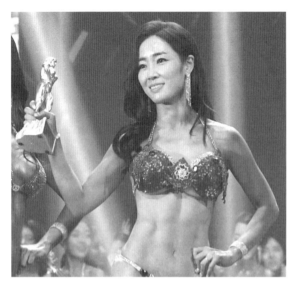

2019년 머슬마니아 오리엔트 미즈비키니 분야에서 2위를 했다.

나눌 수 있는 에너지가 샘솟았습니다.

그 자신감으로 저는 2019년 머슬마니아 오리엔트 미즈비키니 분야에 도전했습니다. 본격적인 준비에서 대회까지는 4개월 남짓밖에 시간이 없었지만 이전에 꾸준히 먹을 것들을 조절하고 운동하며 몸을 만든 걸과, 예상과 달리 좋은 성적을 거둘 수 있었습니다. 그리고 제가 경험한 것들과 올바른 먹을거리 그리고 영양제 사용법들을 적극 알리게 되었습니다.

저의 이야기는 쉽고 단순합니다. 몸의 소리를 들어보라는 이야기부터 시작합니다. 그리고 굶고 버티기보다는 식단을 바꾸어 포만감을 유지하면서 살을 빼는 다이어트 가이드를 제시합니다. 안티에이징 비법으로는 젊었을 때부터 근육을 단련해두면 시간도 젊음을 유지할 수 있다는 근육 저축법을 펼칩니다. 운동이 어렵다는 분들에게는 생활 속 홈트도 알려드립니다. 이렇게 이야기를 마치고 나면 그 자리에서 본인의 식단을 살펴봐달라거나 자신에게 꼭 맞는 영양제를 추천해달라는 요청이 쇄도합니다. 건강에 대한 높은 관심과 올바른 지식에 대한 목마름이 간절히 느껴집니다.

이 책은 제가 강연장에서 느꼈던 열기의 결과물입니다. 경험했던 것들을 바탕으로 건강과 젊음을 유지하는 방법들을 안내하는 데 집중했습니다. 다이어트 식단, 운동법, 영양제 보충법, 마음 챙김 등 모든 이야기를 담았습니다. 이 책 한 권이면 다이어트부터 건강관리는 물론이고 안티에이징까지 모두 가능하도록 꾸몄습니다. 사실 이 세 가지 영역은 다른 것 같지만 하나의 이야기로 묶여 있습니다.

우리 모두 알고 있듯 젊음은 가장 아름답습니다. 제대로 된 다이어트라면 건강뿐만 아니라 아름다움도 지킬 줄 알아야 하고 또 안티에이징에도 효과적인 방법이어야 합니다. 저는 탄수화물을 줄이고 좋은 지방을 보충하는 형태로 체중을 유지하면서 수시로 근력 운동을 하며 단단한 몸을 만들었습니다. 그리고 자연스럽게 20대 몸매뿐만 아니라 외모까지 유지하게 되었습니다. 다이어트, 건강관리, 안티에이징 비법은 모두 하나의 같은 생활습관을 공유합니다. 실제 많은 연구에서 건강한 삶, 아름다움 삶, 장수하는 삶에는 많은 공통분모가 있다는 것이 밝혀졌습니다.

결론적으로 다이어트를 바꾸면 건강하고 아름다워집니다. 그리고 젊어집니다. 바른 다이어트는 무조건 굶는 것이 아니라 몸이 필요하지 않은 것은 안 먹고 몸이 필요한 것은 먹는 것입니다. 그리고 나이가 들면서 자연스럽게 줄어드는 근육을 유지해 생활에 활력을 유지하는 것이 중요합니다. 거기에 수면 관리와 스트레스 관리까지 해주면 다이어트를 통해 장수까지 기대할 수 있습니다.

저는 가끔 운동 프로필 사진을 꺼내봅니다. 운동을 시작하고 몇 개월이 지나 처음으로 배의 근육이 붙은 것을 확인했을 때 제 입에서는 가벼운 탄성이 흘러나왔습니다. 아이 셋을 낳아 키우고 마흔을 바라보던 때였습니다. 난생처음 배에 식스팩이 잡힌 것을 보면서 '나도 할 수 있구나!'라는 생각을 했습니다. 탄력이 없이 처졌던 엉덩이가 업이 되었을 때는 더없이 기뻤습니다.

제 배에는 아직 식스팩이 남아 있습니다. 먹으면 안 되는 것들을 안 먹고 먹어야 하는 것을 먹으면서 영양제를 챙겨 먹고 운동까지 게을리하지 않으니 다시는 군살이 붙지 않았습니다. 그러는 사이 시계는 거꾸로 돌아가 현재 저의 생체 나이는 30대 초반에 머물고 있습니다.

부디 이 책이 잘못된 다이어트의 식이를 바로잡고 더 건강하고 아름답고 젊어지는 첫걸음이 되기를 바랍니다. 몇 개월간 책의 지침을 잘 따라가다 보면 프로필 사진을 찍고 싶은 날이 반드시 찾아올 것입니다. 그때 '제니가 이야기한 건강한 아름다움이 이런 거구나.' 하고 스스로 감탄하게 될 것입니다.

2020년 8월
민세원

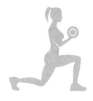

3장 머슐퀸 제니의 뷰티 습관 10분 홈트 • 145

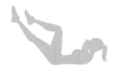

1장

다이어트,
먹는 것이 가장
중요하다

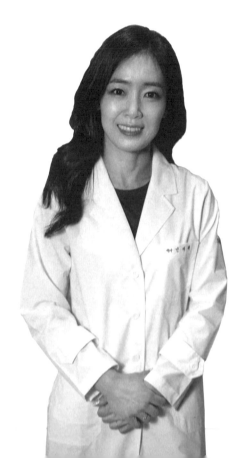

다이어트의 완성은 '도달'이 아니라 '유지'다. '원하는 몸무게가 되었을 때'가 아니라 '원하는 몸무게가 유지될 때' 비로소 다이어트를 완성했다고 당당히 말할 수 있다. 개인적으로 경험해본 결과, 몸이 요요를 극복하고 몸무게의 세트 포인트를 재정립하는 데 걸리는 기간은 최소 3개월 정도다. 6개월에서 길게는 1~2년 정도 지나야 안정기라 할 수 있다. 따라서 원하는 몸무게에 도달한 후에도 상당히 오랜 기간 다이어트 습관을 유지해야 한다. 유지어터들이여 힘을 내라!

1

탄수화물
중독에 빠졌습니다!

진짜 많이 안 먹는데도 살이 쪘어요!

"민 약사님, 저도 살 뺄 수 있을까요?"

거대한 체구에 혈색이 좋지 않은 남성분이 나를 찾아왔다. 세미나를 마치고 막 자리를 뜰 때였다. 60대 초반인 그분의 눈에는 절박함 같은 것이 담겨 있었다.

"물론 빼실 수 있죠. 그런데 왜 살을 빼고 싶으신데요?"

그렇게 일대일 건강 상담이 시작됐다. 이분이 살이 찌기 시작한 것은 40대 초반부터였다. 대기업에 다니고 있었는데 임원이 되고부터 부쩍 몸이 안 좋아졌다고 한다. 바쁘게 뛰어다니다 보니 식사는 미뤄지기 일쑤였고 점심도 못 먹고 일하다 보니 저녁에 폭식하는 일상이 반복됐다. 고탄수화물 식이를 했고 술도 한몫했다. 어느새 젊었을 때 60킬로그램대를 가리키던 체중계 바늘이 80킬로그램을 향해 가고 있었다. 한숨 돌리자고 생각한 때는 이미 고혈압, 고지혈증, 당뇨 초기 판정이 내려진 상태였다.

"내가 안 해본 나이어트가 없어요. 그런데 3~4킬로그램 간신히 빼놓고 한 달만 지나면 다시 살이 찌는 거예요. 자존심이 상해서 누구한테 얘기도 못 하고 이렇게 지내고 있네요."

최근에는 몸무게 때문에 우울감이 찾아와 영 지내기가 쉽지 않다는 말도 덧붙였다. 5~6년 전부터 80킬로그램 밑으로 몸무게를 빼려고 무진장 노력을 했는데도 영 쉽지가 않자 스트레스가 이만저만이 아니라고 했다.

찬찬히 그분의 일상을 살펴보았다.

"저 진짜 많이 안 먹어요."

말은 그렇게 했지만 실상은 달랐다. 고탄수화물 음식으로 하루가 꽉 찼다. 우선 아침에는 과일 두세 가지와 우유에 시리얼을 먹었다. 마누카 꿀과 계피가 좋다고 해서 추가로 먹었다. 그리고 직장에 가서 다시 간단히 커피와 빵을 먹었다. 1시 이후 늦은 점심식사는 지하상가에서 파스타, 칼국수, 한정식 등으로 때웠다. 오후에 허기를 느낄 때는 직원들이 챙겨주는 간식을 먹었는데 붕어빵이나 떡볶이 등 주전부리와 음료수였다.

다행히 저녁은 집에 가서 먹었다. 7시에 퇴근하고 집에 가면 8시이다. 잠자기 몇 시간 전이다. 그럼에도 본인이 생각하는 유일한 '제대로 된 식사'를 가볍게 넘길 수는 없었다. 아내는 종일 직장에서 시달린 남편을 위해 영양 많은 음식을 준비했다. 이제 그는 불고기나 얼큰한 매운탕 등의 탕류에 밥 한 공기를 비웠다. 한 상을 다 먹고 난 후에는 후식으로 과일과 감자칩과 마른안주 등으로 맥주를 마셨다. 그러고는 곧바로 몸이 노곤해졌다. 밀려오는 졸음을 쫓으며 운동을 해보려고 해도 몸이 움직이지 않았다.

"바빠서 운동을 못 해서 그렇지만 제가 절대 많이 먹는 건 아니거든요."

남성분의 진심 어린 마무리 멘트에도 불구하고 나는 진실을 말씀 드릴 수밖에 없었다.

"탄수화물 중독'이신데요. 생각보다 많이 드시네요."

나의 진단에 남성분은 도대체 이해할 수 없다는 표정을 지었다.

혈당 스파이크와 인슐린 스파이크가 생겼어요

'탄수화물 중독'이란 그야말로 탄수화물에 빠져 헤어나오지 못하는 것이다. 우리 주변에 탄수화물 음식은 무궁무진하다. 밥, 떡, 빵, 밀가루 요리들, 과일, 음료수, 과자류 등등 셀 수도 없다. 그런데 우리 인체는 단백질이나 지방과 달리 탄수화물에 있어서만큼은 중독 증상을 쉽게 일으킨다. 한 번 먹으면 계속 먹고 싶고 허기가 사라지고 포만감이 찾아와도 입으로 가져가는 음식을 끊을 수 없다. 배는 부른데 왜 입은 고프지? 간신히 먹는 것을 멈추고 다른 데 정신을 판다라도 몇 시간 후에 다시 탄수화물을 찾게 된다. 이 과정에서 비만이 찾아오고 고혈압, 고지혈증, 당뇨까지 찾아오게 되는 것이다.

이러한 사실을 알아도 잘 끊을 수 없는 것이 탄수화물 중독이다. 왜 그럴까? 가장 큰 이유는 탄수화물이 너무 흔하기 때문이다. 집안의 먹을거리들을 꺼내 식탁 위에 펼쳐놓아 보자. 대부분의 음식이 탄수화물이다. 특히 우리나라의 경우 쌀밥을 비롯해 음식이 시각화

---

* 탄수화물 중독은 실제로 배고픈 게 아닌데 계속해서 배가 고파 먹고 싶어지는 가짜 공복 상태를 만든다.

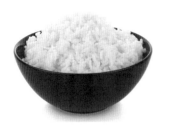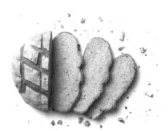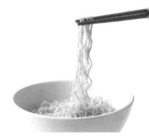

우리 주변에 탄수화물 음식은 무궁무진하다. 밥, 떡, 빵, 밀가루 요리들, 과일, 음료수, 과자류 등등 셀 수도 없다. 그런데 우리 인체는 단백질이나 지방과 달리 탄수화물에 있어서만큼은 중독 증상을 쉽게 일으킨다.

되면서 빵, 패스트푸드, 과당류 등 탄수화물을 더 쉽게 먹을 수 있게 되었다. 여기에 한 그릇 음식으로 통하는 칼국수, 수제비, 떡국 등도 탄수화물 섭취를 늘린다. 반조리 식품은 조리하기도 쉽고 바쁜 생활 중에도 쉽게 먹을 수 있어 편리하지만 대부분이 탄수화물 식단이다.

우리가 탄수화물 중독에 쉽게 빠지는 또 다른 이유는 금방 에너지가 솟는 것처럼 느껴지기 때문이다. 탄수화물은 단백질과 지방과 비교해 소화 흡수 시간이 매우 짧다. 먹는 순간 혈당이 오르기 때문에 바로 기운이 나는 느낌이 든다. 그래서 스트레스를 받으면 더 쉽게 탄수화물을 찾는다. 짜증나고 우울한 기분이 들 때 탄수화물을 먹으면 세로토닌과 같은 호르몬이 분출돼 기분이 좋아진다. 이렇듯 탄수화물 음식은 에너지와 동시에 위안까지 주니 끊기가 어려운 것이다.

우리가 탄수화물 중독에 쉽게 빠지는 또 다른 이유는 바로 쉽게 찾아오는 공복감 때문이다. 우리 혈액 속에는 살아가는 데 필요한 포도당이 항상성을 가지고 유지되고 있다. 보통은 70~140 수준으로 유지된다. 이 수준을 벗어나 혈당이 지나치게 오르거나 내리면 생명이 위험해질 수 있다. 그런데 탄수화물 음식은 혈당이 오르내리는 롤

러코스터를 만들어 우리로 하여금 '혈당 스파이크*'와 '인슐린 스파이크' 사이를 무한 반복하게 만든다.

초콜릿과 같은 당분이 많은 음식을 먹고 난 직후 정신이 멍해지는 기분을 느낀 적이 있을 것이다. 탄수화물을 많이 먹으면 우리 몸에서는 이를 분해해 흡수된 포도당이 혈관을 타고 흘러 혈당 수치가 급격히 올라간다. 이를 '혈당 스파이크' 상태라고 한다. 혈당 스파이크는 몸에는 비상 상황이다. 그래서 혈당을 낮추기 위해 췌장에서 인슐린을 뿜어낸다. 과도한 탄수화물 섭취로 포도당 수치가 급격히 높아졌기 때문에 인슐린 분비량도 급격히 올려야 한다.

여기서 우리 몸은 다시 '인슐린 스파이크' 상태에 빠진다. 과잉 분비된 인슐린은 혈당을 정상으로 떨어뜨리고도 남아서 다시금 혈당을 과도하게 떨어뜨린다. 이때는 저혈당 상태가 된다. 우리 몸은 저혈당에 빠지면 빨리 허기를 느끼고 다시 당을 찾게 된다. 또다시 탄수화물을 과도하게 먹고 혈당 스파이크를 일으킨다. 이렇게 다시 혈당 스파이크에서 인슐린 스파이크로 이어지는 악순환이 발생하는 것이다.

탄수화물 중독이 되면 당을 끊임없이 섭취해야 인과가 유지된다. 당이 제대로 공급되지 않으면 마음이 울적해지고 짜증도 쉽게 난다. 그리고 가끔 무력감이 찾아온다. 당을 먹으면 이런 감정들이 눈 녹듯 사라진다. 이런 과정이 반복되면 혈당을 조절하는 인슐린 분비를 무리하게 해야 해서 인슐린을 분비하는 장기인 췌장이 쉽게 지치게 된다.

나아가 기능에까지 문제가 생기면 혈당 조절 자체에 문제가 생기

---

* 일본 도쿄 지케카이 의과대학의 시가코토 마사이 교수가 만든 용어. 공복 상태에서 밥을 먹고 난 후 혈당이 치솟았다가 시간이 지나면 뚝 떨어지는 증상.

당뇨병뿐만 아니라 대사증후군, 비만, 고지혈증, 고혈압을 비롯한 심각한 질환으로 이어진다. 탄수화물 중독은 비만을 부르고 비만은 다시 노화를 부르고 노화는 질병을 부르는 악순환이 이어지는 것이다.

탄수화물 중독에 빠졌는지 몰랐어요

"몸에 좋다고 생각하며 먹는 음식들이었어요."

'탄수화물 중독'은 자기도 모르는 사이에 찾아온 경우가 많다. 상담을 청해온 남성분 역시 최소한 자신은 패스트푸드와 같이 건강을 해치는 음식은 먹지 않고, 고기 비계와 같은 동물성 기름은 일절 먹지 않았기 때문에 자신이 먹는 음식이 자신에게 나쁜 영향을 미칠 거라는 생각은 하지 못했다고 이야기했다.

아내가 "후식으로 사과 줄까? 아보카도 줄까?" 하고 물으면 "당연히 사과지!"라고 대답했다고 한다. 이 남성분의 주 관심사는 '칼로리'였다. 아보카도 하나의 칼로리는 약 300칼로리로 대략 밥 한 공기와 맞먹는다. 반면 사과는 약 90칼로리로 아보카도의 3분의 1밖에 안 된다. 남성분의 상식으로는 사과 한 개가 건강에 더 좋을 것 같았다.

하지만 사실은 다르다. 아보카도의 칼로리가 높은 것은 아보카도에 지방이 많이 함유돼 있기 때문이다. 그런데 아보카도의 지방은 불포화지방산으로 나쁜 콜레스테롤을 줄이고 좋은 콜레스테롤을 늘려주는 기능이 있다. 게다가 아보카도에 있는 올레인산은 콜레스테롤을 정상 수치에 가깝게 하는 데 도움을 주고 동맥경화 예방, 고혈압 개선, 안티에이징 효과도 뛰어나다.

이에 비해 사과는 식이섬유와 비타민이 풍부하고 펙틴이라는 성

탄수화물 중독 효과

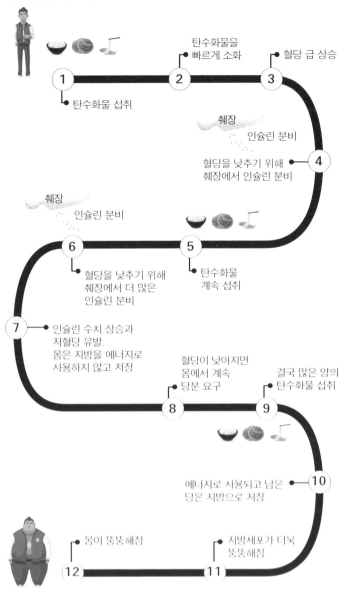

1 탄수화물 섭취

2 탄수화물을 빠르게 소화

3 혈당 급 상승

췌장
인슐린 분비

4 혈당을 낮추기 위해 췌장에서 인슐린 분비

5 탄수화물 계속 섭취

췌장
인슐린 분비

6 혈당을 낮추기 위해 췌장에서 더 많은 인슐린 분비

7 인슐린 수치 상승과 저혈당 유발. 몸은 지방을 에너지로 사용하지 않고 저장

8 혈당이 낮아지면 몸에서 계속 당분 요구

9 결국 많은 양의 탄수화물 섭취

10 에너지로 사용되고 남은 당은 지방으로 저장

11 지방세포가 더욱 뚱뚱해짐

12 몸이 뚱뚱해짐

분이 배변 촉진과 변비 예방을 해주고 펙틴이 좋은 지방산을 증가시켜 건강에 도움을 준다고는 하지만 기본적으로 당이 높아 고탄수화물의 부작용을 그대로 가져온다. 과일에 있는 과당은 곧바로 지방으로 바뀌기 쉬운 당이다. 우리 몸이 우선 사용하는 것은 탄수화물에서 분해된 포도당이다. 하지만 과당은 에너지원으로 사용되지 않기 때문에 그대로 지방으로 저장된다. 특히 저녁 식후에 먹는 사과는 이런 과당을 그대로 몸에 붓는 격이기 때문에 비만을 부르게 된다.

"탄수화물을 줄이시고 부족한 영양분을 영양제로 보충하시면 좋을 것 같아요."

이 남성분에게는 탄수화물을 줄이는 식단과 건강을 되찾는 영양제 레시피를 알려드렸다. 남성분은 나를 믿고 지방과 단백질 위주로 식사를 바꾸고 종합비타민과 오메가3 그리고 프로바이오틱스 영양제를 챙겨 먹기 시작했다. 그리고 4개월 만에 10킬로그램이 빠져서 몸무게가 72킬로그램까지 내려갔다. 다이어트가 되면서 건강도 좋아져 피곤함이 사라지고 활력이 생겼다. 운동도 한몫했다.

"약사님이 알려주신 대로 가려 먹은 후부터 몸에 안 좋은 건 정말 못 먹게 되더라고요. 안 좋은 건 먹으면 혈관에 때가 끼는 게 느껴져요."

남성분이 느낀 놀람 중에는 자신에게 몸에 좋은 것과 그렇지 않은 것을 가리는 입맛이 생겼다는 것도 있다. 전에는 무조건 새콤달콤한 맛이 나고, 이왕이면 맵고 자극적인 것이 당겼는데 이제는 그런 음식을 먹을 수 없다고 한다. 조미료가 많이 들어간 음식을 먹으면 속이 부대끼고, 과당이 많이 들어간 음료를 마시면 정신이 멍해지는 것을 느끼게 되니 저절로 건강 식단을 실천할 수 있게 됐다는 것이다.

2

무엇을 먹느냐가
관건입니다!

칼로리를 제한한다고 날씬해지지 않는다

"배고프고 힘든 다이어트는 이제 그만!"

나는 남성분에게 다이어트 식이를 제안하며 두 가지를 강조했다. 첫째는 칼로리에 연연해하지 말고 지방과 단백질 위주의 식사를 할 것, 둘째는 공복과 허기를 '정신력'으로 극복하려 들지 말 것. 사실 비만인들은 칼로리 계산과 '정신력이면 뭐든지 할 수 있다.'라는 잘 못된 생각 때문에 번번이 다이어트에 실패하고 있다.

20세기 다이어트 트렌드의 중심에는 '칼로리를 제한해야 살이 빠진다.'라는 대원칙이 있었다. 그러나 칼로리라는 개념도, 칼로리 제한식도 오랜 전통과 역사를 가지고 있는 것이 아니었다. 지금으로부터 비교적 가까운 때에 만들어진 잘못된 고정관념이 다이어트를 망치고 있는 것이다.

1880년 산업화가 한창 진행 중이던 때 미국의 농화학자인 윌버 올린 애트워터 박사는 일일이를 만들어 음식에 잠재된 에너지를 계산해내는 데 성공한다. 이후 탄수화물은 4칼로리, 단백질 역시 4칼로리, 지방은 9칼로리라는 열량이 확정되고 우리가 잘 알고 있는 '기초대사량'의 개념도 만들어진다. 하지만 이는 단순한 생리적 열량 개념으로 이것만으로 살과의 전쟁을 선포하기에는 너무 무리가 있다.

일례로 잡곡밥과 청량음료를 비교해보도록 하겠다. 잡곡밥 반 공기와 콜라 2잔은 모두 150칼로리로 열량이 같다. 하지만 잡곡밥을 먹었을 때와 콜라 2잔을 마셨을 때 우리 몸은 전혀 다른 변화를 보인다. 잡곡밥은 혈당을 천천히 상승시켜 인슐린 스파이크를 일으키지 않는다. 체지방으로 전환되는 비율도 낮다. 하지만 콜라는 혈당을 빨리 올린다. 콜라를 마시고 배가 부르다는 느낌을 받기도 어려울 뿐더러 배가 고프다는 허기도 급하게 찾아온다. 결국 인슐린 스파이크로 더 많은 음식을 섭취하게 되면서 살이 찌는 것이다.

이러한 개념들이 밝혀지기 전인 1900년대 초반에 체중계가 널리 보급되면서 칼로리를 계산하고 식단을 조절하는 '칼로리 제한 다이어트'가 뿌리를 내리기 시작했다. 그리고 이러한 유행은 사람들의 욕망을 부추겨 "귀찮게 칼로리 수치를 낮게 유지할 필요가 없다. 아예 먹지 마라."는 주장까지 만들어내게 되었다. 그러나 이렇듯 열렬한 환호 속에 진행된 칼로리 제한 다이어트의 결과는 매우 참담했다. 지난 1세기 동안 전 세계적으로 비만 인구는 꾸준히 늘어났고 칼로리 제한 다이어트로 비만 탈출에 성공한 사람들은 매우 적었다. 그러자 사람들은 궁금해졌다. 왜 칼로리 제한과 강인한 의지력만으로 성공적인 다이어트 결과를 만들지 못하는 걸까? 먹는 것을 줄이는데도 왜 날씬해지지 않은 걸까? 그것은 칼로리 제한 다이어트에 몇 가지 중대한 함정이 들어 있기 때문이다.

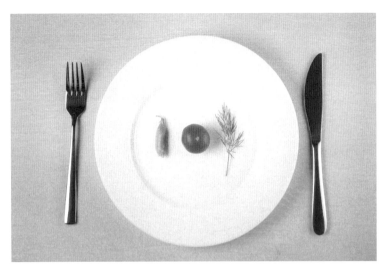

먹는 것을 줄이는데도 왜 날씬해지지 않는 걸까? 그것은 칼로리 제한 다이어트에 몇 가지 중대한 함정이 들어 있기 때문이다.

첫째, 칼로리 제한 다이어트를 하면 무한 공복감이라는 함정에 빠지고 만다. 칼로리를 줄이기 위해 무리하게 음식 섭취량을 줄이다 보면 그만큼 공복감이 커진다. 아무리 정신력으로 무장하고 허기를 달래보려고 하지만 감당 못 할 만큼 공복감이 커지면 이에 굴복하고 중도에 다이어트를 포기하고 만다. 이렇게 체중 감량의 시도와 포기가 반복되면 될수록 건강은 나빠지고 살은 영영 빠지지 않게 되는 것이다.

둘째, 칼로리를 제한해서 덜 먹게 되면 영양소 결핍이라는 함정에 빠진다. 칼로리만 신경 쓰다 보면 섭취하는 칼로리만 줄이는 것이 아니라 우리 몸이 반드시 필요로 하는 비타민과 무기질 등 필수영양소의 섭취도 줄인다. 우리 몸은 필수영양소가 들어오지 않으면 병이 나고 병으로 말미암아 몸이 더 나빠진다. 건강을 해치는 것도 순

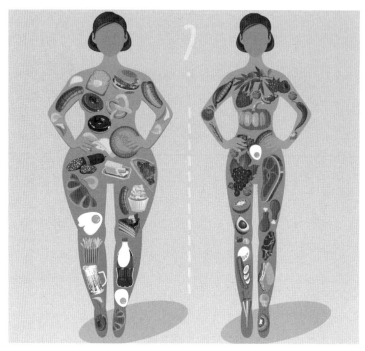

인류는 유사 이래 최고로 풍요로운 시대에 살고 있다. 도넛을 먹을 수도 있고 닭가슴살을 먹을 수도 있으며 샐러드를 먹을 수도 있다. 선택의 폭은 그야말로 넓다. 같은 칼로리라도 몸에 좋은 음식을 먹는 노력이 절실히 필요한 때이다.

식간이다.

셋째, 칼로리에 연연해 다이어트를 하다 보면 요요를 피할 수 없다. 우리 몸에는 세트 포인트set point, 즉 체중조절점이라는 눈에 보이지 않는 저울이 존재한다. 일정 체중을 오래 유지하면 단기적으로는 살이 빠지고 찌더라도 장기적으로는 일정 수준을 유지하려고 한다. 따라서 칼로리 제한 다이어트로 일정 무게에 도달했다고 해도 이전의 식생활습관과 생활습관으로 돌아가면 금세 몸무게도 이전으로 돌아가고 마는 것이다.

한국인 10명 중 6명은 탄수화물 과잉 혹은 중독이다

21세기 다이어트 전문가들은 얼마나 먹느냐보다 무엇을 먹느냐에 집중해야 한다고 강조한다. 건강을 위해서 어떤 영양소를 먹을 것인가에 집중하라는 말이다. 바야흐로 인류는 유사 이래 최고로 풍요로운 시대에 살고 있다. 도넛을 먹을 수도 있고, 닭가슴살을 먹을 수도 있으며, 샐러드를 먹을 수도 있다. 선택의 폭은 그야말로 넓다. 같은 칼로리라도 몸에 좋은 음식을 먹는 노력이 절실히 필요한 때이다.

도넛은 대부분이 탄수화물이고 닭가슴살은 대부분이 단백질이다. 올리브 오일 샐러드는 지방, 비타민, 무기질이 대부분이다. 이로써 맛은 물론 포만감의 정도가 달라진다. 앞서 설명한 대로 탄수화물은 순간 혈당을 올려주어 포만감과 만족감을 줄 수 있지만 인슐린의 영향으로 금세 허기가 찾아온다. 반면 단백질은 소화 흡수 과정에서 많은 열량을 소비하고 포만감도 높다. 하지만 단백질도 약간의 인슐린을 불러온다. 그리고 지방은 오랜 기간 포만감을 유지시켜 주고 비타민과 무기질은 우리 몸이 원활히 돌아가도록 돕는다.

그런데 현실에서 우리는 탄수화물 위주의 식단을 건강한 식단으로 착각해 탄수화물 위주의 식단을 고수하고 있다. 2018년 가톨릭대학교 식품영양학과 연구팀에서 우리나라 성인 남녀 1만 3,106명의 탄수화물 섭취 실태를 분석한 결과(2013~2015년 국민건강영양조사 참조) 한국인의 상당수가 탄수화물 과잉 혹은 탄수화물 중독 상태임을 확인했다.

한국인의 탄수화물 권장 에너지 섭취량은 55~65%로 매우 높은 편이다. 그런데 조사 결과 10명 중 6명이 권장 섭취량 이상을 먹는 것으로 나타났다. 남성은 58%가, 여성은 60%가 권장 섭취량보다 많은 탄수화물을 먹고 있었다. 80%가 넘는 극단적인 경우도 남성이 11%이고 여성은 14.3%나 됐다. 특히 여성의 경우 75세 이상에서 극단적인 탄수화물 섭취 비율이 절반에 가까웠다. 연구진은 과도한 탄수화물 섭취는 대사증후군 위험을 높인다며 탄수화물 섭취량이 가장 많은 그룹의 대사증후군 위험을 경고하기도 했다.

2014년 『동아일보』에서 전국 15세 이상 남녀 1,000명을 대상으로 한 설문조사에서는 조사 대상자의 64.5%가 탄수화물 과잉 섭취 위험군인 것으로 나타나 동일한 결과를 보여주기도 했다. 이 조사에서 '탄수화물 중독' 단계에 있는 사람은 전체의 9.3%이고 탄수화물 과잉 섭취 우려가 있는 사람은 전체의 55.2%나 됐다.

탄수화물 과잉은 비알코올성 지방간을 만든다

그렇다면 탄수화물 과잉은 우리 건강에 어떻게 영향을 미칠까? 고혈압, 고혈당, 고지혈증은 탄수화물 과잉이 만든 대표적인 질환이다. 그리고 최근에는 비알코올성 지방간 질환의 증가도 탄수화물 과잉과 관련된 것으로 드러났다. 정상적인 간에는 지방이 5% 정도 존재하는데 간 무게의 5% 이상 지방이 침착된 경우를 지방간이라고 한다. 국민건강보험공단이 2013년부터 2017년까지 통계를 분석한 결과 연평균 21%씩 환자가 늘고 있다고 한다. 보통은 남성이 여성보다 1.5배 정도 많고 50대가 전체의 24%이고 40대가 20%를 차지한다.

흔히 지방간 하면 술을 먼저 떠올린다. 하지만 비알코올성 지방간 질환은 술을 마시지 않는데도 지방간이 생긴 것이다. 술을 마시지 않는데도 지방간 판정을 받은 환자들은 매우 의아하다는 반응을 보인

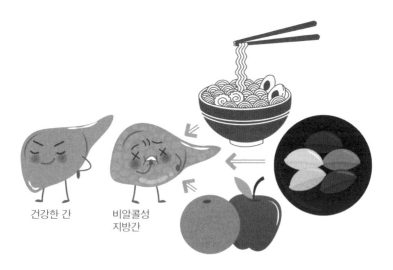

비알코올성 지방간을 진단받은 환자 중에는 과일, 떡, 면 같은 탄수화물을 좋아하고 탄수화물 위주의 식사를 하는 중년들이 유독 많다.

다. 특히 4050세대들은 의아함을 넘어 당혹스러움까지 드러낸다. 술을 마시지 않으니 건강에는 자신 있다고 평소 생각해왔기 때문이다. 그러나 비알코올성 지방간 질환은 과학적 인과관계가 매우 명확한 질환 중 하나다. 비만은 비알코올성 지방간 질환의 대표적 원인으로 인슐린 저항성이 생긴 비만 환자들에게 이 질환이 쉽게 찾아온다.

　인슐린 저항성이란 세포가 인슐린 신호에 내성을 보이는 상태가 되어 인슐린이 부족하지 않음에도 혈당이 높게 유지되는 특징이 있다. 탄수화물 과잉 섭취는 인슐린 저항성의 주범이다. 인슐린 저항성이 생기면 세포가 포도당을 효과적으로 인소하지 못해 비만을 부를 뿐만 아니라 몸의 대사 과정을 해쳐 각종 대사증후군을 일으키게 된다.

　대표적으로 인슐린 저항성이 생기면 에너지 생성이 떨어지고 고

혈당이 유지되면서 지방간과 체지방이 증가하게 된다. 과당이 지방으로 바뀌면서 지방간이 생기고 내장지방을 포함해 인체 곳곳에 지방이 쌓이게 된다. 음식물 등을 통해 섭취한 지방이 원활히 처리되지 못하면 지방간이 생긴다. 하지만 지방이 몸에 쌓이는 중에도 급격한 공복감이 나타나고 기운이 없는 상태가 지속된다.

비알코올성 지방간을 진단받은 환자 중에는 과일, 떡, 면 같은 탄수화물을 좋아하고 탄수화물 위주의 식사를 하는 중년들이 유독 많다.

탄수화물 흡수 속도가 빨라서 균형이 깨지기 쉽다

단백질과 지방은 과다하게 섭취한다 해도 몸에서 천천히 흡수되기 때문에 활동 에너지로 쓰일 가능성이 높고 배설되기도 한다. 하지만 탄수화물은 흡수되는 속도가 빨라서 균형이 깨지기 쉽다. 살이 찔 뿐만 아니라 지방간을 포함해 다양한 질병으로 이어질 수 있다. 단순한 염증 반응에서부터 콜레스테롤 수치 상승, 혈당 수치 이상 등이 나타나면 동맥경화나 암까지도 이어질 수 있다. 따라서 전세계 사람들이 탄수화물 과잉으로 몸살을 앓고 있다고 해도 과언이 아니다.

3

비만이 호르몬
때문일 수 있습니다!

비만 호르몬인 인슐린이 문제이다

"우리 몸은 왜 이렇게 탄수화물에 유독 취약할까요?"

고탄수화물 식단의 폐해를 이야기하다 보면 가끔 이런 질문을 받는다. 탄수화물을 많이 먹어도 살이 찌지 않으면 좋겠지만 그렇지가 않다. 우리 몸은 탄수화물에 잘 작동하도록 만들어졌고 그 핵심에는 인슐린이라는 호르몬이 있다.

탄수화물이 분해된 포도당은 크게 세 가지 형태로 우리 몸에 존재한다. 우선 에너지원으로 바로 사용되는 것은 단순당인 혈당이다. 간과 근육에는 포도당의 결합체인 글리코겐으로 저장된다. 그리고 당장 쓸모가 없어진 포도당은 중성지방으로 바뀌어 지방세포에 저장된다. 중성지방은 TG(트라이글리세라이드)라고도 불리는데 동맥경화를 일으키는 혈중 지방 성분을 뜻한다.

체지방 형성에 가장 큰 영향을 미치는 것이 인슐린이다. 인슐린은 혈액 속의 영양소를 세포 안으로 넣는 손가락에 비유할 수 있다. 장

인슐린은 어떻게 작동하는가

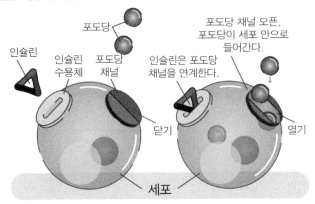

인슐린은 혈액 속의 영양소를 세포 안으로 넣는 숟가락에 비유할 수 있다.

에서 흡수된 포도당은 혈액으로 들어온 뒤 필요한 장기로 이동한다. 혈당이 상승했을 때 췌장에서 인슐린을 분비한다. 췌장에서 인슐린을 분비하면 혈당이 떨어진다. 인슐린이 분비되면 지방세포의 문이 열려서 포도당이 지방세포 안으로 들어간다. 지방세포 안으로 들어간 포도당은 글리세롤로 분해되고 지방산과 결합해 중성지방의 형태로 저장된다. 인슐린이 이렇게 지방합성을 촉진하고 지방 분해를 억제하는 역할도 하기 때문에 탄수화물 섭취로 인슐린 분비가 늘수록 체지방은 계속 쌓이게 된다.

인슐린은 단백질 성분인 류신에 의해서도 분비되고 합성 감미료처럼 열량이 없는 단맛이나 음식 냄새만으로도 미량 분비되기도 한다. 근육과 지방세포 속으로 당분을 들여보내고 지방세포가 지방을 혈액 속으로 분비하는 것을 막아 많은 지방을 저장한다. 근육의 단백질이 분해되는 것도 막는다. 나트륨 같은 전해질이 배출되는 것을 막아 몸을 붓게 하고 일시적으로 체중을 늘리기도 한다. 덕분에 인슐린은 '비만 호르몬'이라는 닉네임을 얻게 되었다.

『지방의 역설』이란 책에서는 1920년대 저체중 아이들을 치료하기 위해 의사들이 아픈 아이들에게 인슐린을 투여하고 고탄수화물 식단을 처방한 사례를 소개한다. 인슐린과 탄수화물 식이로 일주일에 약 3킬로그램의 체중을 늘릴 수 있었다. 반면 췌장을 제거해 인슐린 분비를 막은 동물 실험에서는 인슐린 분비가 사라진 동물이 말라죽어가는 결과를 보였다. 포도당과 지방을 인체가 사용하는 배터리로 비유했을 때 인슐린은 지방 배터리를 끄는 가장 강력한 호르몬이다. 사실 어떤 호르몬도 인슐린을 이길 수 없다. 체지방을 잘 태워 없애려면 인슐린의 활동부터 막아야 한다. 장수하는 사람들은 인슐린 수치가 낮다는 공통점도 발견되었다.

식생활에서 인슐린이 과다 분비되는 몇 가지 경우가 있다. 가장 대표적으로 고탄수화물 음식을 많이 먹는 경우다. 설탕, 청량음료, 트랜스 지방, 감자, 식품첨가물이 많은 음식을 먹으면 인슐린이 올라가 탄수화물이 지방세포로 잘 이동한다. 또 스트레스를 받아도 인슐린 분비가 늘어난다. 운동을 전혀 하지 않는 생활도 인슐린 과다를 불러온다. 인슐린이 많아서 포도당이 중성지방으로 저장되는 비율이 높으면 높을수록 비만은 물론 만성피로, 당뇨, 심장병, 고혈압, 고콜레스테롤 등이 나타날 위험도 높아진다.

하지만 다행스럽게도 우리 몸은 인슐린과 반대 작용을 하는 호르몬도 분비한다. 체지방을 줄이는 호르몬 글루카곤이 그것이다. 글루카곤은 인체의 지방을 사용하도록 하는 첫 번째 인자로 꼽힌다. 인슐린과 정확히 반대되는 작용으로 체지방을 분해해 포도당으로 사용하도록 한다. 우리 몸에서 지방은 자루 속의 양파처럼 근본망에 싸여 있다. 그물망을 끊기 전에는 지방을 태울 수가 없다. 이때 글루카곤은 그물망을 풀고 지방이 혈액 속으로 흘러나오도록 해준다.

그런데 글루카곤의 분비에도 탄수화물이 작용한다. 혈당이 낮거나 음식을 대여섯 시간 이상 먹지 않아 공복 상태가 지속돼야 췌장에서 글루카곤이 분비된다. 글루카곤은 몸속 체지방을 분해해서 인체가 지방을 에너지원으로 사용하도록 한다. 따라서 탄수화물이 항상 풍부한 현대인들에게는 정상적으로 분비되지 않는 경우가 많다.

일반적으로 살찐 사람들은 인슐린만 많이 나오고 글루카곤은 적게 나오기 때문에 체지방을 줄이기 어렵다. 고탄수화물 음식, 설탕이 많이 들어간 음식, 잦은 간식을 먹게 되면 글루카곤은 아주 소량 분비된다. 글루카곤이 안정적으로 분비되게 하기 위해서는 탄수화물을 끊고 적당량의 지방과 단백질이 포함된 식사를 천천히 먹어야 한다.

호르몬 입장에서는 비만 해소를 위해 단백질과 지방 위주 식단이 좋다. 단백질과 지방은 포만감이 높고 오래 유지돼 배고픔을 조절하는 데도 도움이 된다. 음식으로 먹는 단백질은 58%만 소화가 되고 나머지는 소화 과정에서 에너지로 소모되거나 몸 밖으로 배출되기 때문에 칼로리 면에서도 유리한 부분이 있다. 단백질은 인슐린을 자극하기도 하지만 글루카곤도 활성화시킨다.

특히 당뇨 환자의 경우에는 탄수화물보다 기름진 음식이 낫다. 대부분의 오일은 간을 거치지 않고 바로 에너지로 활용된다.

인슐린 저항성? 탄수화물부터 막으라니까요!

나는 스스로 임상실험하는 걸 좋아한다. 한 번은 혈당이 어떤 음

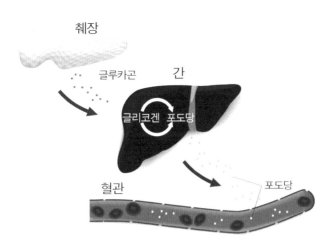

췌장

글루카곤   간

글리코겐 포도당

혈관   포도당

우리 몸은 인슐린과 반대 작용을 하는 호르몬도 분비한다. 체지방을 줄이는 호르몬 글루카곤이 그것이다. 글루카곤은 인체의 지방을 사용하도록 하는 첫 번째 열쇠로 꼽힌다. 인슐린과 정확히 반대되는 작용으로 체지방을 분해해 사용하도록 한다.

식에 의해 올라가는지가 궁금해 해외 직구로 연속혈당측정기CGM, Continuous Glucose Monitoring이라는 당을 연속으로 체크해주는 기계를 장만했다. 그리고 며칠에 걸쳐 식사와 운동을 하며 혈당을 체크했는데 밥과 일상적인 반찬이 혈당을 빠르게 올리는 것을 확인할 수 있었다. 이 실험으로 백미뿐만 아니라 현미도 혈당 수치 상승에 크게 영향을 미친 것을 확인할 수 있었다. 아무리 정제가 덜 된 곡물이라고 해도 탄수화물이기 때문에 혈당을 올리는 것은 어쩔 수 없는 일이다.

당뇨는 인슐린이 제대로 분비되지 않거나 분비돼도 내성이 높아제 역할을 못하는 병이다. 근육이 당분을 받아들이지 못해 혈당이 과하게 오르고 고혈당이 오기도 쉽다. 비만 환자일수록 당뇨를 부르는 인슐린 저항성을 경계해야 한다. 본래 인슐린은 조식세포에 인료를 공급할 필요가 있을 때만 활성화된다. 우리 몸은 혈류 속에서 세포에 보낼 에너지가 있는지, 체지방을 태울 필요가 있는지를 알기 위해 인슐린을 가장 먼저 살핀다. 따라서 체지방 연소를 막는 것은 섭취하는 칼로리가 아니라 인슐린이라는 주장이 있다.

탄수화물인 전분과 당분에 함유된 칼로리는 인체 내에 유입되면 엄청난 양의 인슐린을 분비하게 만든다. 인슐린이 칼로리를 세포로 보내지만 여전히 혈류 안에는 인슐린이 남게 된다. 인슐린이 활성화된 상태에서는 지방이 분해되지 않는다. 이때는 오랜 시간 열심히 운동해도 체지방을 태우지 않는다. 과다하게 분비된 인슐린으로 체지방을 연소하는 능력이 줄고 우리 몸은 인슐린에 저항하게 된다. 같은 인슐린 효과를 내기 위해 췌장이 더 많은 인슐린을 분비하게 된다. 이러한 인슐린 과다 분비로 우리 몸은 호르몬의 자극에 둔감해지고 인식하는 체중의 기본점을 높이게 된다.

더 심각한 문제는 과도하게 분비된 인슐린이 칼로리를 우선적으로 지방세포에 집어넣기 때문에 체지방 저장률도 높아진다는 점이다. 지방세포는 인슐린에 항상 수용적이다. 체지방이 늘어나도 이를 태울 능력이 없어지고 몸은 급격히 비만 상태가 된다. 이 상태가 유지되면 기초대사량은 떨어지고 근육조직은 손실된다. 살은 찌는데 뭘 해도 기운은 안 나고 노곤하면서 식욕만 늘어나는 '포테이토 카우치(소파에 앉아 감자 칩을 먹으며 TV만 보는 생활)'가 되는 가장 확실한 이유다. 인슐린 저항성이 올라가면 살은 찌지만 에너지는 부족해 컨디션이 급속히 나빠진다. 기초대사량이 더 떨어질 수 없는 상태에서 태워버릴 근육도 남아 있지 않으면 비만 환자가 할 수 있는 것은 과식과 폭식뿐이다. 세포가 굶주리는 것을 막기 위해 우리 몸은 더 먹을 수밖에 없다.

인슐린 저항성을 일으키는 것은 고탄수화물 식품들이다. 단맛이 강하고 먹기 쉽고 소화되기 쉬울수록 지방으로 변환되기 쉬운 식품이다. 밀가루, 가공된 곡식, 감자처럼 전분이 풍부한 야채류, 그리고 설탕과 액상과당 등 정제된 탄수화물은 살이 더 찌고 지방이 축적되기 쉬운 몸을 만들 뿐이다.

〈인슐린 저항성과 비만과의 관계〉
고탄수화물 식이 →인슐린 저항성 발생 →체지방 증가, 근육량 감소, 세포 단위 에너지 부족 →공복감 상승, 식욕 증가→과식 과 폭식 →체지방 증가

인슐린 저항성을 해소하기 위해서는 탄수화물을 줄이고 지방과 단백질로 에너지를 충전하는 것이 최선이다.

비만은 호르몬 밸런스가 무너졌다는 증거이다
"먹는 것을 주체할 수 없어요."

흔히 비만 환자들이 하는 말이다. 1인용 식단으로는 배를 채울 수 없고 조금만 움직여도 금세 배가 고파진다. 이렇듯 무작정 먹어대는 상태라면 포만감을 조절하는 호르몬의 교란 상태를 의심해봐야 한다. 호르몬의 원리를 알면 "비만이 다 호르몬 때문이라고?" 하는 탄성이 절로 나오게 된다.

우리 몸은 호르몬에서 다양한 신호를 받아들이고 또 다양한 신호

를 내보낸다. 그 대표적인 호르몬이 렙틴leptin이다.* 우리가 포만감을 느끼는 것은 렙틴이라는 호르몬 때문이다. 이제 충분하니 그만 먹으라는 신호를 시상하부에 전달해 식욕을 억제시킨다. 렙틴은 지방세포에서 분비되는데 지방세포가 지방으로 꽉 차면 세포가 커지면서 분비된다. 렙틴의 신호를 받은 뇌의 시상하부는 포만감을 느낀다.

렙틴은 지방세포에서 주로 만들어지는데 일반적으로 지방세포 수에 비례해 분비량이 조절된다. 지방이 많아지면 렙틴 분비가 많아져 식욕을 억제한다. 신진대사 속도도 빨라져 지방세포의 크기도 원래 수준으로 회복되고 체중도 이전으로 돌아간다.

"렙틴이 많이 분비되면 좋겠어요."

누구나 할 법한 생각이다. 렙틴이 포만감을 느끼게 하는 호르몬이라는 것이 밝혀지면서 렙틴을 늘려 체중을 줄이려는 시도도 있었다. 하지만 이 노력은 일시적 체중 감소만으로 끝났다.

렙틴 투여를 늘리는 실험을 진행했는데 피부 염증과 부기가 나타나기는 했지만 확실히 체중도 줄었다. 하지만 렙틴 투여가 끝나자 체중은 제자리로 돌아왔다. 이러한 실험에서 과학자들은 렙틴의 역할은 표면적으로는 식욕을 억제하고 체지방 감소를 유도하는 것으로 보이지만 주된 역할은 체지방이 결핍되었을 때 체중 감소를 막는 것으로 보인다는 의견도 내놓았다. 체지방량이 줄면 렙틴 생산량도 줄고 신진대사가 느려지면서 체중도 다시 늘어나기 때문이다.

인체에는 렙틴의 독주를 막는 그렐린ghrelin이라는 식욕 촉진 호르몬도 있다. 처음 그렐린의 발견은 식욕 강화가 아닌 성장 호르몬 촉

---

* 렙틴은 날씬하다는 뜻의 라틴어 렙토스leptos에서 나온 단어로 포만감 호르몬이라고 부른다.

렙틴과 그렐린

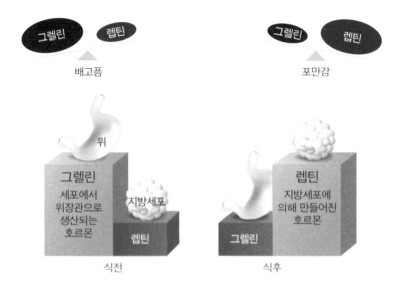

진제 용도였다. 그렐린은 강력한 성장 호르몬 촉진제로 근육 성장에도 도움을 준다. 또한 시상하부를 자극해 식욕을 느끼게 하고 탄수화물을 에너지원으로 사용하도록 유도한다. 그렐린은 식사 전에 올라가고 식사 후에는 내려간다. 주로 위에서 만들어져 소장에서 분비되는 것으로 알려졌는데 최근에는 시상하부에도 존재한다는 사실이 밝혀졌다. 그렐린이 분비되면 강한 공복감을 느끼게 된다. 낮에는 적게 분비되고 밤 10~11시에 많이 분비되어 야식을 일으키는 주범으로 꼽히기도 한다.

렙틴과 그렐린을 놓고 보면 인간은 '항상성'을 중요하게 여기는 동물이라는 것을 쉽게 확인할 수 있다. 렙틴과 그렐린은 세트 포인트(체중 조절점)라고 알려진 평상시의 몸무게를 기준으로 끊임없이 작용과 반작용을 일으킨다. 체지방이 많아지면 렙틴이 분비돼 식욕을 조절하고 신진대사를 높인다. 체지방이 줄면 그렐린이 분비돼 더 먹도록 하는 것이다.

그러나 비만 환자들을 조사해보면 렙틴과 그렐린의 활동이 원활하지 않은 경우가 많다. 대표적으로 비만이 있는 성인은 렙틴에 대한 저항성이 잘 생긴다. 렙틴이 많이 분비되면 포만감이 늘고 에너지 소비가 많아져야 하는데 포만감을 느끼지 못하고 과식을 계속한다. 이렇게 렙틴에 둔해지는 것을 '렙틴 저항성'이라고 한다.

렙틴 저항성이 있는 경우 이미 체지방이 누적돼 많은 양의 렙틴이 나오지만 포만감을 잘 느끼지 못하고 계속 먹는다. 렙틴 저항성이 증가하는 원인으로는 과로, 수면 부족, 스트레스, 활성산소 등이 있다. 과도한 식사도 렙틴 저항성을 올린다.

인스턴트나 패스트푸드에 액상과당과 트랜스 지방이 많이 들어 있는 식품은 우리 몸에 들어와 식욕 호르몬의 교란을 일으킨다. 가공식품도 호르몬성 혈류장애를 촉발해 세트 포인트 체중을 늘리고 만성적인 체지방 증가를 가져온다. 충분히 먹었음에도 배가 고프다고 하는 '거짓 배고픔'을 만들어 식사를 멈추지 못하게 하는 것이다. 렙틴 저항성을 낮추기 위해서는 탄수화물을 줄여 렙틴이 빠르게 상승하는 것을 막아야 한다. 여기에는 긍정적인 생각, 채소 섭취, 규칙적인 신체활동도 도움이 되는 것으로 밝혀졌다.

비만인들은 렙틴 농도가 짙어도 포만감을 잘 느끼지 못하고, 식사량을 줄여 감량에 성공해도 렙틴 저항성이 쉽게 개선되지 않는다. 뚱뚱했을 때의 식욕을 여전히 느끼며 폭식과 강한 단맛의 유혹에 빠진다. 렙틴 저항성을 개선하는 데는 짧게는 몇 달에서 길게는 몇 년이 걸린다. 탄수화물을 끊고 호르몬 밸런스를 회복했을 때만이 체중 조절에 성공할 수 있다.

에너지 대사는 제대로 되고 있나요?

비만과 관련해 호르몬이 원인으로 지목되는 것은 혈당과 포만감 그리고 에너지 대사 때문이다. 인슐린은 혈당에 관여하고 렙틴은 포만감에 관여한다. 그리고 갑상선 호르몬과 코르티솔cortisol은 에너지 대사에 관여한다. 갑상선 호르몬과 코르티솔에 이상이 있을 경우 에너지 대사에 문제가 생겨 비만이 나타날 수 있다.

갑상선 호르몬은 우리 몸의 정중앙에 붙어 있는 갑상선에서 나온다. 갑상선 호르몬은 발열 반응을 해 체온을 유지하고 신진대사를 촉진한다. 기초대사와 함께 성장도 조절한다. 갑상선 호르몬의 주된 역

갑상선 호르몬

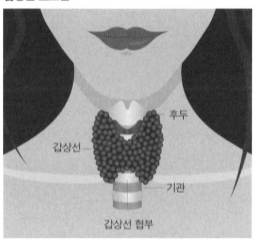

갑상선 호르몬은 우리 목의 정중앙에 붙어 있는 갑상선에서 나온다.

할은 신진대사를 빠르게 하는 것이다. 지방세포에 지방산을 분비하게 해 지방 연소와 체중 관리에도 결정적 역할을 한다. 여성들 중에는 뜻밖에 갑상선 기능 항진증과 기능 저하증을 앓고 있는 경우가 많은데 장기간 저열량 다이어트를 하게 되면 갑상선 호르몬 수치가 크게 떨어져 대사저하에 빠지는 경우도 종종 있다. 갑상선 기능 저하증은 호르몬 저하로 나타나는 질환이다. 피로가 쉽게 오고 식욕이 줄고 장운동이 느려져 변비도 생긴다. 식사량을 줄여도 살이 빠지기는커녕 체내에 수분까지 축적되어 몸이 붓는 일까지 생긴다. 비만 체형으로 변하기도 한다. 갑자기 살이 쪘다면 갑상선 호르몬 검사를 해보는 것도 좋다. 반대로 갑상선 기능 항진증이 생기면 에너지 대사의 과잉으로 살이 빠진다.

다음으로 에너지 대사에 관여하는 코르티솔은 스트레스와도 깊은 관련이 있는 호르몬이다. 코르티솔은 '도망치기 유리하게 만드는 호르몬'으로 유명하다. 시상하부와 뇌하수체로부터 부신피질로 연결된 축을 통해 코르티솔이 분비되면 우리 몸은 에너지를 바로 사용할 수 있는 상태가 된다. 고통과 염증도 예방한다. 결정적으로 코르티솔은 몸속 탄수화물, 단백질, 지방의 신진대사를 활성화시킨다. 몸속 에너지가 채워져야 신체적 정신적 스트레스에 대처할 수 있기 때문이다. 코르티솔이 증가하면 아미노산이 당으로 더 잘 바뀌고 신진대사와 운동능력이 높아진다. 당연히 다이어트에도 효과적이다.

그러나 코르티솔이 다이어트에 좋은 영향을 미치는 것은 지극히 단기간의 일이다. 스트레스 기간이 오래되면 코르티솔 호르몬은 혈당을 상승시키고 인지력과 면역 시스템을 약화시킨다. 근육 손실을 유발하고 수분을 과하게 잡아두어 혈압이 올라간다. 체중이 불어나

코르티솔

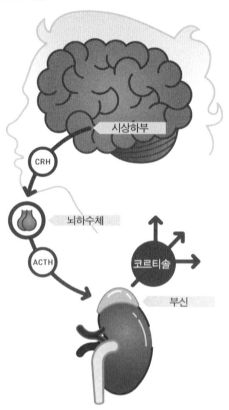

코르티솔은 '도망치기 유리하게 만드는 호르몬'으로 유명하다. 시상하부와 뇌하수체로부터 부신피질로 연결된 축을 통해 코르티솔이 분비되면 우리 몸은 에너지를 바로 사용할 수 있는 상태가 된다. 고통과 염증도 예방한다.

기도 한다. 코르티솔이 과잉 분비되면 번아웃 상태가 되기도 한다. 따라서 급격하게 체중 변화가 있거나 심리적으로, 육체적으로 힘든 상황이 반복된다면 호르몬 검사를 통해 에너지 대사가 제대로 되고 있는지 확인하는 것도 필요하다.

4

다이어트
식단이 잘못됐습니다!

다이어트의 역사

인류가 다이어트에 필승을 다짐하기 시작한 건 언제일까? 100년 전? 200년 전? 배부름의 고통은 언제 시작된 것일까? 간단히 '다이어트 식이의 역사'를 통해서 우리가 언제부터 탄수화물 위주의 식사를 시작했고, 그로 인해 어떤 문제를 겪고 있는지 살펴보자.

사실 인류 역사에서 기록하는 최초의 다이어트 방식은 살을 빼기 위한 것은 아니었다. '그레이엄 크래커'의 개발자 실베스터 그레이엄 목사는 비만을 탐욕의 한 상징으로 여겼다. 그래서 도정하지 않은 신선한 곡물로 그레이엄 크래커를 만들어 전파했다. 그런데 향신료, 붉은 육류, 유제품을 금하는 문화 속에서 단백질이 적은 음식을 구상하다가 만들어진 그레이엄 크래커는 식욕 억제와 다이어트 효과라는 부작용을 낳았다. 이후 '그레이엄 다이어트'는 지방은 물론 단백질과 당류를 제한하는 곡물 위주의 채식 다이어트로 발전하게 된다.

이렇듯 한차례 저지방, 저단백 다이어트가 유행했다. 다음으로 고기와 생선 위주의 식이요법이 등장했다. '밴팅 다이어트'로 알려진 다이어트법이다.

1862년 영국에 윌리엄 밴팅이라는 장의사가 살았다. 그는 66세 나이에 168센티미터의 키에 92킬로그램의 몸무게로 상당히 뚱뚱한 편이었다. 윌리엄 밴팅은 30년 동안 각종 다이어트를 시도했지만 매번 실패에 실패를 거듭했다. 극단적으로 지방을 줄이거나 칼로리 섭취량을 줄이고 운동도 더 해봤지만 체중은 줄지 않았다. 밴팅은 너무 배가 많이 나와서 자신의 신발 끈조차 묶을 수가 없었다. 무릎과 발목 통증 때문에 계단도 뒤로 내려가야 했다. 갈수록 시력과 청력도 떨어졌다. 당시에는 과학적으로 입증이 안 됐겠지만 비만은 고혈압, 협심증, 심근경색 심혈관계 질환, 고지혈증, 고요산혈증을 일으킬 수 있다. 내장지방으로 지방간이 생길 수 있고 관절 통증도 심해진다. 코골이, 수면 무호흡증도 나타날 수 있다.

그러던 어느 날 밴팅은 윌리엄 하비라는 의사를 만난다. 그는 '빵과 버터와 우유, 설탕, 맥주, 감자를 끊는 식이요법'이라며 밴팅에게 새로운 다이어트 방법을 알려주었다. 밴팅은 이 방법으로 9개월 만에 16킬로그램을 줄이는 데 성공한다. 하비가 밴팅에게 소개한 식사법은 매일 고기와 생선 그리고 약간의 과일과 채소를 먹는 것이었다. 밴팅은 이 식사법으로 8년 뒤 25킬로그램 감량에 성공한다. 청력과 시력이 되돌아온 것은 물론 건강 상태도 좋아졌다. 이후 윌리엄 밴팅은 자신의 경험담을 담아 『다이어트에 관하여』라는 책을 발간한다. '밴팅 다이어트'는 '비만이 없는 육식동물, 살찐 초식동물'이라는 슬로건으로 저탄수화물 다이어트의 시간으로 각광받게 되었다. 기록적인 판매고를 올리며 밴팅 다이어트는 폭발적인 인기를 누렸다. 영국의학협회BMA에서도 밴팅 다이어트에 대한 효과와 안정성에 관한 논문을 실을 정도였다.

이렇게 저탄수화물 식단이 흘러간 이후에도 다양한 다이어트 방법이 나타났다. 원푸드 다이어트의 원조 격인 자몽 다이어트가 유행하면서 원푸드 다이어트가 인기를 끌기도 했다. 자몽 다이어트는 자몽과 샐러드와 달걀을 주요 식단으로 하는데 기본적으로는 소식을 주장한다. 이후 자몽 다이어트는 양배추 수프나 바나나, 사과, 우유, 벌꿀, 고구마, 감자 등으로 변용되기도 했다.

하지만 현대의학은 원푸드 다이어트가 칼로리 섭취량을 늘려 비만을 가져오고 필요한 영양소의 균형을 무너뜨려 영양결핍까지 불러온다고 지적한다. 자칫 고칼로리 저단백질 식단으로 흐를 수 있기 때문이다.

대표적인 다이어트 방법들 4가지

앞서 열거한 다이어트 방법을 포함해 지금까지 전세계에서 널리 애용되는 다이어트 방법은 크게 다음 네 가지를 꼽을 수 있다.

1. 오니시 다이어트

오니시 다이어트Ornish Diet는 딘 오니시 박사가 개발한 다이어트법으로 신장 질환의 위험 요인을 줄이는 특별한 식이요법이다. 지방질 섭취량을 극도로 낮게 하기 위해 지방 섭취를 전체 섭취 칼로리의 10% 수준으로 낮춘다. 오니시 다이어트의 에너지원은 탄수화물이 70%, 단백질이 20%, 지방이 10%를 차지한다. 이로써 육류와 어패류 섭취를 금하고 채식주의자처럼 채소와 과일 위주의 식생활을 권장한다. 오니시 박사는 오니시 식이요법을 병행한 환자의 관상동맥 협착이 정상으로 회복되었다고 주장했다. 오니시 식이요법 프로그램에서는 심신의학요법, 이완요법, 요가, 심리요법, 운동요법 등도 중요하게 여기고 함께 진행한다.

2. 존 다이어트

존 다이어트Zone Diet는 영양 분포 영역별 섭취량을 구역으로 나누어 확실히 맞추는 방법이다. 『존 다이어트』의 저자는 미국 보스턴 의대와 MIT 연구원을 지낸 배리 시어즈 박사이다. 그는 3대 영양소를 균형 있게 섭취해 호르몬의 균형을 유지하고 유산소 운동을 40분 이상 함으로써 건강을 유지할 수 있다고 주장한다. 존 다이어트에서 중요하게 여기는 것은 인슐린과 글루카곤의 적정 비율이다. 살이 찌고 비만이 되는 것은 총칼로리나 열량 때문이 아니라 탄수화물과 당질로 인한 혈당량 때문이라고 본 것이다. 그래서 섭취하는 음식물의 비율을 '탄수화물 : 단백질 : 지방 = 9 : 7 : 3'의 비율로 구성한다. 어떤 영양분이 어떤 비율로 함유되어 있는지에 따라 영역zone, belt을 정해 놓고 각 사람에 따라 가장 적절한 음식을 처방하는 식이요법이다. 탄수화물로 자극되는 인슐린 분비를 감소시켜 체중 감소의 효과를 기대한다.

3. 린 다이어트

린 다이어트Lean Diet는 기본적으로 오니시 다이어트처럼 저지방 섭취를 권장한다. 거기에 운동과 행동요법을 추가하는 형태다.

4. 앳킨스 다이어트

앳킨스 다이어트Atkins Diet는 황제 다이어트로도 불린다. 지방 저장에 관여하는 인슐린 분비를 자극하는 탄수화물과 당질의 섭취를 최대한 줄이는 방식이다. 대신 지방과 단백질 섭취를 늘려서 포도당 대신 지방과 단백질을 에너지원으로 이용하게 한다. 일반적으로 우리가 섭취하는 음식에는 50~60%의 탄수화물이 포함돼 있다. 그것을 3분의 1 내지 2분의 1로 줄이도록 권장한다. 한쪽에서는 지방질이나 단백질 섭취에 제한이 없기 때문에 포화지방산과 콜레스테롤 섭취량이 많아져 심혈관 질환이나 성인병이 발생할 위험이 높다는 지적도 일고 있다.

다이어트 비법은 각자 나름의 과학적 원리를 가지고 만들어졌다고 주장한다. 그래서 가만 들어보면 모두 일리가 있는 것 같다. 심지어 주장하는 영양소가 완전히 다른데도 어느 것 하나 틀린 것이 없어 보인다. 그래서 어느 장단에 맞춰 춤을 춰야 할지 혼란스러울 때가 많다.

그런데 마침 2006년 비만 환자들의 혼란에 마침표를 찍어줄 의미 있는 연구결과 하나가 발표된다. 『미국의학협회지JAMA』에서 대표적인 4가지 다이어트 방법들을 가지고 1년간 비교 실험을 진행한 결과를 발표한 것이다. 미국 스탠퍼드대 예방의학연구소의 크리스토퍼 가드너Christopher Gardner 박사는 과체중 여성 311명(평균 40세)에게 그룹별로 4가지 다이어트를 시도하게 했다. 그리고 줄어든 체중을 기준으로 '가장 효과적인 다이어트 방법'을 소개했는데 체중이 가장 많이 줄어든 다이어트 방법은 앳킨스 다이어트였다.

311명의 몸무게를 확인한 결과 존 다이어트는 평균 1.6킬로그램, 오니시 다이어트는 평균 2.2킬로그램, 런 다이어트는 평균 2.6킬로그램 체중이 감소한 반면, 앳킨스 다이어트는 체중이 평균 4.7킬로그램 줄었다. 게다가 앳킨스 다이어트 방법을 고수한 쪽에서는 중성지방과 HDL 콜레스테롤 등 건강 상태를 나타내는 수치도 다른 방법들에 비해 훨씬 더 좋게 나타났다.

이 연구결과는 매우 반가운 것이었지만 오랫동안 '지방'을 고칼로리로 인식하고 비만의 적으로 평가해온 사람들에게는 너무도 당황스러운 결과가 아닐 수 없었다.

왜 고탄수화물 저지방 식이가 권장되었을까?

"바른 먹을거리란 무엇일까요?"

강연장에서 질문을 던져보면 여기저기서 답변이 나온다.

"콩이요" "채소요" "닭가슴살이요" "건과류요."

그럼 다시 묻는다.

"그걸 어디서 배우셨나요?"

"학교에서요" "방송에서요" "책에서요."

이처럼 우리는 저마다 교육이나 생활정보 그리고 주변 사람들과 책 등을 통해 바른 먹을거리에 대한 정보를 얻는다. 그리고 나름의 확증편향을 갖고 그것이 진짜 올바른 정보인지에 대한 의심을 갖지 않는다. 하지만 그와 같은 정보에 따라 식생활 하면서도 건강하지 않다면 그것들이 정말 우리를 건강하게 하고 있었던 것인지 확인해보아야 하지 않을까?

'영양 권장 섭취량'이라는 개념이 인류사에 등장한 것은 그리 오래 전이 아니다. 미국에서는 1941년 제2차 세계대전에 참가하는 군인들에게 필수영양소들이 부족하지 않은 식사를 제공하기 위해 처음 영양권장량이라는 것을 정했다. 그리고 우리나라에는 1962년 '한국인 영양권장량'이라는 개념이 처음 도입된 이래 2005년 '한국인 영양섭취 기준'이 제정되기에 이르렀다.

현재 미국과 우리나라의 영양 권장 가이드는 주로 곡물과 채소 위주의 식단으로 짜여 있다. 동물성 기름을 경계하고 콜레스테롤이 높은 고기와 지방 대신 식물성 기름을 먹으라고 안내한다. 그런데 미국에서 이 같은 고탄수화물 저지방 식이가 본격적으로 안내되기 시작한 것은 불과 40년 전이다. 물론 포화지방과 콜레스테롤이 우리 몸에 해롭다는 인식이 확산된 것은 더 오래전이다.

1910년 독일의 화학자였던 아돌프 빈다우스Adolf Windaus는 사람의 대동맥에 있는 플레이크 속에 콜레스테롤이 매우 높은 농도로 축적되어 있다는 사실을 밝혀낸다. 이어서 1913년 러시아의 니콜라이 아니츠코프가 토끼에게 혈청 콜레스테롤을 먹이는 실험을 통해 콜레스테롤이 토끼의 혈관을 막는다는 것을 관찰한다. 그리고 1953년에 마침내 미국의 생리학자 안셀 키스 박사가 콜레스테롤과 포화지방이 비만과 심혈관 질환의 주범이라는 '지질가설'을 발표해 세간의 이목을 한몸에 받게 된다.

발표 이전 안셀 키스Ancel Keys 박사는 제2차 세계대전에서 군인들이 먹을 배급식을 개발하고 지중해식 식단의 효능을 전세계적으로 알리며 보건학자로서 명성을 떨치고 있었다. 안셀 키스 박사는 지질가설을 발표하고 "포화지방을 많이 섭취하면 혈중 LDL 콜레스테롤이 증가하면서 동맥이 막히고 심혈관 질환에 걸릴 확률이 높아진다.”
라고 주장했다. 그리고 육류와 달걀 등 동물성 지방을 최소한으로 섭
취하고 대신 식물성 지방과 탄수화물로 열량을 보충하는 것이 심장
병을 예방하고 건강을 지킬 수 있는 식단이라고 강조했다.

마침 안셀 키스 박사가 지질가설을 주장한 직후인 1969년에는 미
국 대통령 아이젠하워가 심장마비로 사망하며 사람들에게 충격을
안겨준다. 심장병에 대한 사람들의 두려움은 증폭되었고 안셀 키스
박사의 이론은 힘을 얻게 되었다.

사실 이전부터 미국 정부는 안셀 키스 박사에게 대대적인 연구 지
원을 해왔다. 안셀 키스 박사는 식이지방 섭취와 심장병 발생률 사이
의 연관성을 찾기 위해 총 22개국 나라에서 조사를 실시했고, 자신
의 주장을 뒷받침하기 위해 7개국 연구 그래프를 발표했다. 일본에
서는 “포화지방을 적게 섭취하기에 심혈관 질환에 의한 사망률이 낮
고 미국에서는 반대로 포화지방 섭취가 많기에 심혈관 질환 사망률
이 높다”는 주장으로 『타임』지의 표지를 장식하기도 했다.

1977년 미국 정부는 안셀 키스 박사의 연구를 기반으로 지방 섭
취를 줄이라는 권장 식단을 발표했고, 지난 반세기 동안 이것이 국
가 공식 권장 식단으로 자리잡게 되었다. 안셀 키스 박사가 제시한
‘바른 먹을거리’의 표준은 우리가 익히 잘 알고 있는 내용이다. 탄수
화물과 당분의 섭취를 총 48%까지 올리고 지방 섭취는 30% 이내로
해서 포화지방은 총열량의 10% 이하로 제한하는 것이다.

1980년 전후로 지방과 콜레스테롤에는 건강을 위협하는 천대 악
이라는 낙인이 찍혔다. 그리고 콜레스테롤에 대한 각종 오해도 생겨
났다. 당시 많은 의사들과 영양학자들은 “콜레스테롤 레벨이 높으면

관상동맥질환과 같은 심장병이 발생해 일찍 사망하는 원인이 되며, 콜레스테롤은 심장발작을 일으키는 결정적 요인이 된다."라고 주장했다. "포화지방을 섭취할수록 콜레스테롤 레벨이 올라가기 때문에 포화지방 섭취를 최대한 피해야 하고 고지혈증 약을 복용하면 심장병을 예방하는 데 큰 도움이 된다."는 주장도 펼쳤다.

우리나라도 이러한 주장을 여과 없이 받아들였다. 〈2015 한국인 영양소 섭취 기준〉을 살펴보면 탄수화물 권장량은 1일 섭취량의 55~66%로 월등히 높고 단백질은 7~20%이고 지질은 생후 1년을 제외하고 15~30%이다.

콜레스테롤은 몸에서 직접 만드는 꼭 필요한 성분이다

그렇다면 40년 넘게 지속된 고탄수화물 식단은 우리 건강에 어떤 영향을 미쳤을까? 고탄수화물 식단으로 우리는 더 건강해졌을까? 1978년 이후 지방 줄이기 캠페인을 전개해온 미국의 영양 상태는 매우 비관적이다. 식품 평균 지방 함량을 40%에서 23%로 줄였지만 비만 인구는 2배 이상 증가했다. 덕분에 21세기에 접어들면서 반세기를 이어온 안셀 키스의 콜레스테롤 무용론은 그 위용을 잃어가고 있다. 최근에는 안셀 키스 박사의 지질가설에 대한 다양한 반론이 제기되고 있다. 가장 먼저 제기된 것은 안셀 키스 박사의 논문이 편협한 데이터 선정에 의해 억지 결론을 만들었다는 주장이다.

의료연구를 평가하는 국제단체인 코크레인 컬레버레이션Cochrane Collaboration의 과학자들은 최근 콜레스테롤을 낮춘 다이어트에 대한 과학적 문헌을 대대적으로 분석했다. 당시 논문들은 지방 섭취량과 심장 질환 발생률이 정비례한다는 결론을 내리고 있었지만, 코크레인 과학자들이 실제 논문에 공개된 데이터를 재분석한 결과 포화지방 섭취량과 심장 질환 사이에는 연관성이 없는 것으로 확인되었다.

다음으로 안셀 키스 박사가 22개 조사국 중에서 자신의 주장과 일치하는 7개 나라의 자료만 선정해서 결과를 발표했다는 점도 지적되었다. 22개국 자료에서 안셀 키스 박사의 주장과 일치하는 7개 나라의 자료를 제외하면, 칼로리 중 지방의 비율(콜레스테롤)과 심장 질환으로 인한 사망률 사이에는 아무런 상관관계도 작용하지 않는다는 것을 쉽게 알 수 있다.

또한 코크레인의 과학자들은 식이 포화지방과 심장병, 뇌졸중 사이의 관련성을 관찰 연구한 21개 논문을 분석한 결과, 포화지방 섭취를 많이 한 사람들에게서 심혈관 질환의 발생은 없었고 심혈관 질환과 포화지방 사이의 관련성도 찾아낼 수 없었다. 오히려 '포화지방과 뇌졸중은 반비례 관계', '포화지방은 LDL 패턴을 유리하게 바꾼다'와 같은 연구결과가 나오면서 포화지방에 대한 학계의 여론도 새로운 전환기를 맞게 되었다.

그리고 일명 '이세하라 연구'로 불리는 콜레스테롤과 사망률에 대한 일본 연구진들의 연구에서는 LDL 콜레스테롤 레벨이 가장 낮은 그룹에서 사망률이 제일 높게 나타나며 콜레스테롤 수치가 높을 때(240데시리터당 밀리그램)보다 낮을 때(160데시리터당 밀리그램) 더 위험하다는 결론이 도출되기도 했다. 노르웨이에서도 콜레스테롤 레벨이 270데시리터당 밀리그램 이상인 그룹에서 183데시리터당 밀리그램 이하인 그룹에 비해 28%가량 사망률이 더 낮게 나와 화제가 되기도 했다.

종합해보면 안셀 키스 박사의 주장이 '위험한 콜레스테롤'로 재생산되면서 우리 사회에서도 콜레스테롤은 없어져야 할 것으로 생각하는 이들이 많이 있다. 하지만 콜레스테롤은 우리 몸에서 없어서는 안 되는 성분이다.

콜레스테롤은 왁스와 같은 성질을 가진 지방질로 몸속 모든 세포에 존재한다. 세포막의 최대 90%까지 차지하며 세포가 찌그러지지 않도록 탄력을 유지시켜 준다. 또한 손상된 세포와 조직을 수리하는 역할도 하며 뇌신경세포의 피복을 형성하고, 비타민D의 생산 원료로 쓰이기도 한다. 각종 스테로이드 호르몬(코르티졸)과 성 호르몬(테스토스테론, 프로게스테론, 에스트로겐 등)의 원료이기도 하며 담즙 생산의 원료로 감염과 싸우는 것을 돕는 일도 한다.

이처럼 중요한 콜레스테롤은 우리 몸에서 대부분 직접 만들어진다. 섭취한 음식으로부터 소장에서 흡수하는 콜레스테롤의 비율은 20~25% 정도이고 나머지 75~80%의 콜레스테롤은 간에서 직접 만들어 사용하는 것이다.

우리가 먹는 음식 콜레스테롤과 혈중 콜레스테롤은 연관이 없다

흔히 여성들은 피부에 트러블이 나면 기름기 많은 음식 때문이라며 지방을 끊는다. 하지만 뾰루지나 여드름의 경우 의외로 탄수화물 과잉에 의한 경우가 많다. 초콜릿이나 떡볶이 등을 너무 많이 먹으면 피부에 트러블이 생기기도 한다. 따라서 기름진 음식을 삼갈 것이 아니라 고탄수화물 음식을 끊어야 피부 트러블을 해결할 수 있다.

그런데도 여전히 많은 사람들이 버터, 치즈, 크림이 건강에 적신호를 켜게 한다고 걱정을 한다. 특히 콜레스테롤 수치가 정상에서 벗어나면 이를 조절하기 위해 약을 먹고 관리에 들어간다. 이때 환자들이 가장 먼저 하는 것은 지방을 철저히 끊어내는 것이다. 하지만 우리 몸의 원리를 조금만 들여다보면 지방을 끊는 것이 잘못된 선택임을 금방 알 수 있다.

그간 우리가 들어온 콜레스테롤이 유해하다는 주장은 동물성 식품에 들어 있는 포화지방을 많이 섭취하면 심근경색이나 심장마비에 걸릴 수 있다는 내용이다. 콜레스테롤을 많이 먹으면 혈중 콜레스테롤 농도가 올라가고 이것이 동맥벽에 달라붙어 동맥벽을 울퉁불퉁하고 좁아지게 만든다는 것이다. 이렇게 혈액이 좁아지고 막히면 나타나는 것이 심근경색과 심장마비다.

그러다 보니 일반인들 중에는 콜레스테롤을 하얀 비계와 같은 지방덩어리로 생각하는 분들이 많은데 사실 콜레스테롤은 그런 류의 지방이 아니다. 콜레스테롤은 물에 녹지 않기 때문에 혈관을 타고 이동할 수 없다. 단지 혈액에 녹을 수 있도록 표면을 단백질로 코팅해서 이동하는데 이를 지단백이라고 한다. 지단백으로 싸여진 콜레스테롤은 수분과 분리되지 않고 함께 어우러서 이동할 수 있다. 만일 지단백으로의 변환이 이루어지지 않으면 혈액 내에서 기름층과 수분이 분리되는 끔찍한 사고가 발생하게 될 것이다.

콜레스테롤은 고밀도 지단백HDL, high density lipoprotein 콜레스테롤과 저밀도 지단백LDL, low density lipoprotein 콜레스테롤로 그리고 중성 지방TG으로 나뉜다. 흔히 우리는 고밀도 지단백HDL을 좋은 콜레스테롤이고 저밀도 지단백LDL을 나쁜 콜레스테롤이라고 하는데 약간의 오류가 있다. 단백질 코팅을 걸쳐 입은 콜레스테롤을 가리고 하는 목적지에 따라 모양이 달라진다. 예를 들어서 콜레스테롤이 가려고 하는 곳이 '간'이면 고밀도 지단백HDL으로 만들어지고 목적지가 '신체의 조직'이면 저밀도 지단백LDL으로 만들어진다. 똑같은 콜레스테롤인데 포장지에 따라 갈리는 것뿐이다.

고밀도 지단백HDL 콜레스테롤은 목적지가 간이기 때문에 간으로 이동된다. 불필요한 콜레스테롤을 조직으로부터 싣고 간으로 돌아가는 운반체 역할을 하는 것이다. 혈관에 있던 콜레스테롤을 주워서 간으로 돌려보내기도 하기 때문에 혈관에는 문제를 일으키지 않는다. 그런데 저밀도 지단백LDL 콜레스테롤은 간 이외 어느 조직으로든 이동이 가능하다. 간에서 필요한 조직으로 보내는 운반체 역할을 하기 때문에 뇌, 신경계, 세포막, 혈관벽 어디든 콜레스테롤이 필요한 곳에 내려놓는다. 그런데 이때 내려놓은 콜레스테롤이 너무 많으면 문제가 생긴다. 특히 혈관에 콜레스테롤이 많으면 문제가 된다.

조직에 염증으로 인한 손상이 발생하면 복구하는 데 콜레스테롤이 필요하다. 벽이 벌어지면 시멘트가 필요한 것과 같다. 혈관의 경우 혈압과 같은 물리적 환경, 세균에 의한 면역세포의 활성화, 스트레스, 흡연, 과도한 당분과 최종당화산물, 트랜스지방과 산화지방처럼 산화와 염증 반응을 유발하는 요인들이 많이 있다. 혈관에 염증이 생기고 동맥경화를 일으키는 플라크가 만들어지면 심각한 질병을 가져오기도 한다. 여기에 저밀도 지단백LDL 콜레스테롤이 반응하기 때문에 나쁜 콜레스테롤이라는 오명을 뒤집어쓰게 된 것이다.

앞서 설명한 것처럼 인체의 콜레스테롤 수치에 가장 큰 영향을 미치는 것은 우리의 간이다. 식품으로 섭취하는 콜레스테롤은 몸속 콜레스테롤에 크게 영향을 미치지 않는다. 1일 제한 섭취량인 200

~300밀리그램의 10배에 해당하는 양의 콜레스테롤이 매일 간에서 만들어진다. 일반적으로 식품 속 콜레스테롤은 40~60%가 체내 흡수되고 식품 속 콜레스테롤은 체내 총 콜레스테롤의 20~25%를 차지한다. 나머지 75~80%는 간에서 합성되므로 혈중 콜레스테롤 수치는 사실상 체내(간) 합성량이 결정한다.

연구결과들이 드러나면서 2015년 미국의 영양 관련 정부 자문기구인 식사지침자문위원회DGAC는 "우리의 식이성 콜레스테롤 섭취와 혈중 콜레스테롤은 연관성이 없다."라고 공식 발표하고 하루 300밀리그램 이하의 식품 콜레스테롤 섭취를 권고한 결정을 철회했다. 이렇게 해서 미국에서 콜레스테롤 1일 섭취량 기준은 사라지게 됐다. 반면 우리나라는 아직까지 콜레스테롤 하루 섭취량 기준이 남아 있어 존폐를 둘러싼 학계의 논란이 진행되고 있다. 콜레스테롤의 유해성은 진위 여부가 아직 확실히 결론이 나지 않은 상태다. 다만 학계에서는 불포화지방을 몸에 이로운 영양소로 보는 견해가 지배적이다. 포화지방에 대해서는 의견이 갈리지만 콜레스테롤만큼은 우리의 생각처럼 나쁘지 않다는 것을 인정했다. 식품 속 콜레스테롤이 혈관 건강에 특별히 해롭다고 보기는 어렵다는 것이다.

5

저탄고지로
건강도 챙깁시다!

더 이상 지방은 B급 에너지원이 아니다

사실 오랜 기간 동안 지방은 탄수화물과 단백질에 비해 B급 에너지원 취급을 받았다. 몸에 들어와서 비만을 일으키고 고지혈증과 다양한 질병을 일으킨다는 오명을 뒤집어썼다. 하지만 최근 들어 새로운 이미지가 만들어지고 있다. 인간이 사용하기에 가장 적합한 영양소, 체지방 감소에 유익한 에너지원으로 재조명을 받고 있는 것이다.

지방은 1그램당 9칼로리로 높은 칼로리를 발산한다. 인체에 들어오면 그대로 체지방화가 된다는 오해도 받았지만 지방은 1그램을 소화하고 흡수되는 데 3~4칼로리를 사용해버린다. 실상 몸에 흡수되는 칼로리는 5~6칼로리 정도인 것이다. 또한 우리 몸에서 지방 축적은 종일 이루어질 수 있지만 연소도 24시간 이루어질 수 있다. 축적이 편한 만큼 사용도 쉽다고 하겠다.

지방은 자체의 느끼함과 포만감으로 식욕을 떨어뜨린다. 공복감이 심해서 많이 먹고 싶어도 포만감이 금세 찾아와 섭취 자체를 많이 할 수 없다. 이어서 포화지방이나 트랜스지방은 식욕을 유도하는 호르몬인 렙틴의 분비를 거의 유발하지 않는다. 지방은 칼로리 밀도가 높고 위에 머무는 시간도 길다.

사실 저탄고지 식단이 인체에 좋다는 주장은 1930년대 초반부터 있었다. 북극 탐험가 겸 연구자인 빌할무르 스테판손은 북극 알래스카에서 9년 동안 이누이트(에스키모)인들과 생활하며 그들의 식습관을 연구한 바 있다. 그에 따르면 이누이트인들은 1년 내내 거의 육류와 생선만 먹었다. 6~9개월은 순록만 먹고 그 뒤는 연어만을 먹는다. 식단에서 지방이 차지하는 비율은 70~80%로 월등히 높다. 그럼에도 심장 질환이나 비만으로 인한 질병을 겪지 않는다.

스테판손은 극지방의 어두운 겨울 내내 사냥도 못하고 할 일 없이 빈둥대며 시간을 보내는 이들이 건강한 것이 의아했다. 그리고 기존의 건강식으로 알려진 고탄수화물에 야채와 과일이 풍성한 식단이 꼭 건강한 식단은 아니라는 추론에 이르게 된다. 이에 스테판손은 집으로 돌아가 많은 지방, 적절한 단백질, 극소량의 탄수화물을 먹어도 건강할 수 있다고 주장했다. 이후 스스로 1년 동안 병동에 들어가 고기만 먹고도 비타민 결핍증 증상 없이 건강하게 지낸 스테판손의 이야기는 1930년 『생화학 저널』에 발표되기도 했다.

연구자들은 이누이트인들이 저탄고지 식단에도 심장이나 혈관계 질환이 적은 것은 이들이 먹은 기름이 바다짐승과 등푸른 생선의 기름이기 때문이라고 설명했다. 이들 기름에는 불포화지방산인 오메가3 지방산이 많고 혈액의 점도를 낮추는 EPA와 DHA 지방산도 많이 함유되어 있기 때문이라는 것이다.

어찌되었든 스테판손의 실험은 저탄고지 다이어트라는 새로운 다이어트의 시작을 알리는 신호탄이 됐다. 저탄고지 식이의 근본 원리는 스테판손의 주장과 크게 다르지 않다. 탄수화물을 줄이고 지방을 주 에너지원으로 생활하면 체중은 줄고 건강도 유지할 수 있다는 것이다.

포도당이 아니라 케톤을 쓴다면?

체중조절에서 가장 중요한 것은 '탄수화물'을 줄이는 것이다. 체내 인슐린 수치가 상승하면 체지방이 쌓인다. 인슐린 수치를 높이는 것은 '지방'이 아니라 '탄수화물'이다. 따라서 탄수화물이 아니라 체지방을 에너지원으로 사용하는 몸을 만들면 자연스럽게 비만도 해결된다.

우리 몸이 보관할 수 있는 탄수화물은 고작 하루를 버티는 수준에 불과하다. 간에 저장된 포도당의 한 형태인 글리코겐은 하루면 다 소진된다. 이 기간을 넘기면 단백질을 원료로 탄수화물을 만들어낸다. 단백질과 지방을 에너지로 전환해 쓸 수 있기 때문에 탄수화물을 먹지 않아도 우리 몸의 생존과 건강에는 아무 문제가 없다.

우리 몸은 단백질에서는 질소를 떼어내서 에너지를 만들고 지방산물인 글리세롤로도 당을 만든다. 지방을 주 에너지원으로 사용하게 되면 지방 해체의 부산물인 '케톤ketone body*'이 만들어진다. 어느 정도의 케톤체는 소변으로 배출되지만 포도당이 없는 상황에서는 지방의 분해물인 케톤체를 에너지원으로 사용하기도 한다. 즉 케톤

---

* 지방산의 대사산물로서 아세토아세트산, 베타 히드록시부티르산, 아세톤의 3종 화합물의 총칭

키토제닉 식단 피라미드

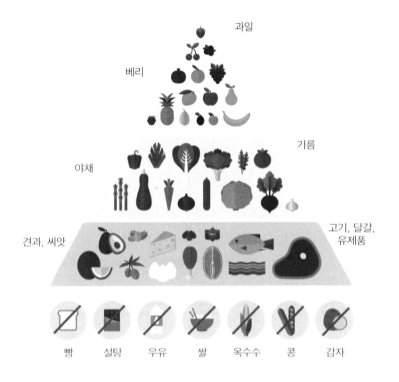

과일

베리

기름

야채

견과, 씨앗

고기, 달걀,
유제품

빵　설탕　우유　쌀　옥수수　콩　감자

체와 지방산이 에너지원으로 기능하면 탄수화물을 적게 먹어도 살아갈 수 있는 것이다.

　지방을 연소시켜 케톤이 생성되는 상태를 케토시스라고 한다. 그리고 이 상태를 구현하는 것을 키토제닉 다이어트Ketogenic Diet라고 한다. 탄수화물을 줄이고 지방 섭취를 늘리는 지탄고지LCHF 다이어트와 같은 맥락이라고 이해할 수 있다. 미국에서 계속 유행 중인 구석기(팔레오) 다이어트도 지탄고지 다이어트의 한 갈래다. 최근 우리나라에서는 지탄고지의 하나로 '오일 다이어트'가 등장하기도 했다. 오일 다이어트를 하면 지방이 위장관에 오래 머물기 때문에 포만감이 오래 유지된다.

사실 키토제닉 다이어트가 처음 등장한 것은 '살을 빼기 위해서'가 아니라 '간질을 치료하기 위해서'였다. 1920년 미국에서 '케톤 식이요법'이라는 이름으로 어린이 뇌전증 환자 치료를 위한 간질 치료식이 발명되었다. 케톤 식이요법은 '뇌전증은 뇌의 에너지 부족으로 일어나는 발작'이라는 가설에서 출발했다. 탄수화물을 섭취할 수 없는 뇌전증 환자를 위해 지방에서 얻을 수 있는 '케톤'을 두뇌 대사의 에너지로 사용해 간질로 인한 경련을 최소화하는 것이었다. 당시 케톤 식이요법은 전체 영양소의 80% 이상을 지방으로 구성한 식사로 진행됐다. 그리고 케톤 식이요법을 충실히 실행한 환자 중 약 20~30%에서 경련이 90% 이상 억제되는 결과를 보이기도 했다.

저탄고지 다이어트가 장기적으로 체중 감량과 감량된 체중 유지에 효과적이라는 실험 결과들은 꾸준히 등장하고 있다. 기존의 영양학 이론들은 지방을 많이 섭취하면 해롭기 때문에 섭취하는 칼로리의 총합을 규제하는 것이 중요하다고 했다. 하지만 점차 섭취하는 에너지원 그리고 무엇을 섭취하느냐가 중요하다는 쪽으로 무게중심이 옮겨지고 있다. 저탄고지 이론에서는 포도당과 케톤체를 A급 휘발유와 B급 경유 정도로 구분해 설명하고 있다. 우리 몸은 포도당을 사용할 때보다 케톤을 사용할 때 에너지 효율이 더 높다고 알려져 있다. 케톤을 에너지원으로 쓸 때는 운동 능력은 물론이고 정신적인 부분을 포함한 전반적인 컨디션이 더 좋아진다는 이들도 있다.

저탄고지 다이어트 지지자들은 고지방 다이어트는 인슐린을 사용하지 않으므로 식곤증이 오는 일도 없고 포만감이 지속된다고 말한다. 프로 운동선수들은 다이어트가 아닌 운동 능력 향상을 목적으로 키토제닉 다이어트를 하거나 혈중 케톤 농도를 높이는 외인성 케톤을 섭취하기도 한다.

기름의 질이 건강을 좌우한다

나 역시 저탄고지, 키토제닉, 팔레오 다이어트 등을 접하며 지방에 대한 새로운 인식이 시작되면서 궁금증이 많이 생겼다. 몇 십 년간 지방은 나쁜 것이라고 듣고 살았는데 이제 와서 새로운 이론을 접하게 되니 혼란스러운 것은 당연한 일이었다. 그래서 2019년 봄에 나는 궁금증을 해결해보기 위해 미국행 비행기에 몸을 실었다. '저탄학회'에 직접 가보기 위해서다.

저탄학회와 저탄고지 식단을 포함해 육식으로 생활할 때 나타나는 건강상의 특이점들을 주로 다루었다. 실제 육식을 하는 많은 사람들이 참여했다. 예상과 달리 체구가 크거나 뚱뚱한 사람은 많지 않았다. 거기서 나는 학회에 큰 개를 데리고 온 한 백인 여성과 인사를 나누었는데 그녀의 이야기가 퍽 재미있었다.

"나는 어렸을 때부터 간질을 앓고 있었는데 저탄고지 식단을 실천한 이후 간질이 좋아졌는데 육식으로 전환한 후 저의 보호견은 애완견이 되었답니다."

우리나라에서는 간질 환자를 만나는 일이 흔치 않기 때문에 간질 환자에게 보호견이 있다는 사실을 모르는 분이 많다. 간질 환자의 보호견은 간질 발작을 예고하는 일을 한다. 위험을 예고해 발작이 안전하게 지나가도록 하는 것이다. 보통 보호견은 발작 1~2분 전에 환자에게 낑낑거리며 신호를 보낸다고 한다. 그러면 간질 환자는 모서리나 위험물이 없는 곳으로 이동해 발작을 준비한다. 그런데 이 여성의 경우 저탄고지 식사 후 간질 발작이 현저히 줄어들었고 육식으로 전환한 후 보호견의 할 일이 없어졌다는 것이다. 지금 보호견은 거의 애완견 수준이 되었다고 한다. 이 여성의 식단은 거의 1일 1식 수준이었다. 한 끼를 육식으로 매우 푸짐하게 먹고 공복 시간을 길게 유지한다.

저탄학회에서는 지방식이의 문제점들로 지적된 여러 가지 건강상 이상들을 주로 다루었다. 저탄고지의 문제점으로 지적되는 '콜레스테롤의 과도한 섭취'에 대한 이야기도 나왔는데 결론은 "우려할 일은 아니다."라는 것이었다. 앞서 설명했듯 외부에서 콜레스테롤을 흡수한다고 우리 몸의 콜레스테롤이 늘어나는 것은 아니다. 콜레스테롤의 흡수율은 정해져 있기 때문에 저탄고지 식단으로 이상이 나타날 가능성은 높지 않다는 것이다.

또한 저탄학회에서는 키토제닉이 저탄고지를 기본으로 하고 케톤체를 사용한다고 하지만 모든 지방이 다 키토제닉의 재료가 되는 것은 아니라고 주장했다. 기름의 질이 건강을 좌우한다는 점을 특히 강조했다. 일례로 현재 우리가 먹는 고지방 식품에는 오메가6 지방산을 함유한 식품이 유독 많다. 식물성 기름이나 곡물로 사육한 가축의 육류 등에는 오메가6 지방산이 과도하게 많아 인체에 염증 반응을 일으킬 수 있다.

따라서 저탄학회에 참가하며 저탄고지를 실천하고 있는 사람들은 자연적인 식재료에 포함된 양질의 지방과 오메가3 지방산을 많이 섭취해야 한다고 강조한다. 이들의 주식은 고기, 달걀, 기름이 많은 등 푸른 생선, 버터, 고지방치즈, 올리브오일, 코코넛오일, 마카다미아,

호두 등이었다. 이들 식재료를 고를 때도 유제품이나 육류는 목초를 먹은 소에서 나온 것을 선택하고 올리브유나 코코넛유 이외의 식물성 기름은 최대한 줄인다고 한다. 채소를 먹을 때도 식용유 대신 굽고 남은 고기 기름이나 버터에 채소를 볶아 먹는 것을 추천했다.

단백질보다도 지방이 좋은 '저탄고지'

탄수화물을 줄이면 고혈당으로 인한 당뇨를 예방하고 치료할 수 있다. 그런데 저탄고지 식단은 고혈당뿐만 아니라 고혈압과 고지혈증에도 도움이 된다. 건강상 비만이 안 좋게 느껴지는 것은 복부비만, 고혈압, 고지혈증, 당뇨가 찾아올 확률을 높이기 때문이다. 우리나라 성인 5명 중 1명은 대사증후군을 앓고 있다. 게다가 65세 이상이 되면 대사증후군 유병률은 37.7%로 높아진다. 인슐린 저항성을 일으키는 비만이 그만큼 증가하기 때문이다.

탄수화물을 줄이면 몸속 중성지방을 태워 없앨 수 있어 복부비만이 해결된다. 몸속 혈당이 낮아지면서 혈압도 제자리로 돌아오고 건강 수치들이 다 제자리로 돌아온다. 저탄고지 식단은 고혈압, 고혈당, 고지혈을 포함하는 대사증후군에 탁월한 효과를 보인다고 하겠다. 그런데 한편에서는 "탄수화물을 대체하기 위해서라면 단백질을 섭취하는 것이 낫지 않을까?" 하는 이야기를 한다. 탄수화물보다 포만감이 좋은 단백질 위주로 식사를 하면 탄수화물도 줄이고 지방을 먹는 찝찝함도 없앨 수 있다는 생각이다. 하지만 단백질은 탄수화물과 같은 정도는 아니지만 서서히 인슐린을 자극한다. 그리고 관점에 따라서 단백질은 최악의 칼로리 공급원이 되기도 한다.

단백질은 우리 몸에 가장 중요한 물질인 것은 맞으나 에너지를 내는 물질로는 좋지 않다. 단백질이 벽돌이라면 아미노산은 벽돌을 구울 때 들어가는 흙이다. 모든 아미노산은 질소를 가지고 있는데 아미노산이 포도당으로 바뀌는 과정에서 암모니아의 형태로 떨어져 나온다. 암모니아는 독성이 강하기 때문에 독성이 없는 물질인 요소로 바꾸어 소변으로 배출해야 한다. 암모니아를 요소로 바꾸고 이를 배설하는 동안 간과 신장은 매우 열심히 일을 해야 한다.

결국 과도한 단백질 사용은 간에 부담을 주어 피로감을 유발해 신장에도 좋지 않다. 단백질 보충제를 먹다가 간과 신장에 이상이 온 사람들도 있다. 또한 단백질 섭취가 과도하게 많아지면 단백질을 분해하면서 나오는 대사물질로 인해 요산이 쌓인다. 관절에 요산 결정이 침착돼 통증을 일으키는 '통풍'이라는 질병에 쉽게 노출될 수도 있다.

저탄고지 다이어트는 단백질을 분해해 탄수화물을 만들지 않으므로 간과 신장을 혹사시키는 일도 줄어든다. 따라서 고단백의 육류보다는 동물성 지방인 자연 버터나 치즈 그리고 건강한 식물성 지방(식물성 기름을 이야기하는 것이 아니다)이 다이어트에 효과적이고 건강에도 안전하다.

지방의 그 많은 칼로리는 다 어디로 가는 걸까?

"그럼 그 많은 칼로리는 다 어디로 가나요?"

지방 위주의 저탄고지 식단을 제안했을 때 가장 많이 듣는 질문이다. 지방을 많이 먹어서 지방이 늘어나지나 않을까 하는 걱정이 담겨 있는 질문이다. 이에 대해 나는 "설탕을 먹는다고 달콤한 사람이 되지 않듯이 지방을 먹는다고 지방덩어리가 되지는 않아요."라는 농담 섞인 대답을 주로 한다. 물론 자세한 설명을 덧붙이기는 한다.

지방을 빼는 것이 다이어트인데 고지방 식사를 하라니 언뜻 듣기엔 이상하게 들릴 수 있다. 그러나 지방은 열량이 높은 것으로 알려졌지만 우리 몸이 모두 흡수하지 못하고 남은 양은 배출하게 된다. 탄수화물을 많이 섭취하면 섭취할수록 비만해지는 것과 대조적이다.

저탄고지 다이어트는 지방 : 탄수화물+단백질 비율을 2.5~4 : 1로 맞추기를 권한다. 우리 몸은 인슐린이 감소하면 지방을 연료로 사용한다. 지방을 연료로 쓰게 되면 혈당과 인슐린 스파이크를 피할 수 있다. 탄수화물 대신 지방을 에너지원으로 사용하는 상태를 뜻하는 케토시스ketosis 상태에 돌입하게 되고 지방 연소가 더 잘 진행된다. 이 상태가 안정적으로 유지될수록 체지방 분해가 빠르게 진행되기 때문에 케토시스 상태를 잘 유지시키는 것이 중요하다.

저탄수화물 고지방 식이는 잘 따져보면 완전식품에다 비타민과 미네랄이 풍부하다. 버터, 달걀, 치즈와 고기에는 다양한 영양소가 함유돼 있고, 어류와 견과류에도 역시 오메가3 등 좋은 성분이 많다. 저탄수화물의 대표 식품인 각종 채소에는 비타민과 무기질이 많아 장 건강에도 좋다.

저탄고지 다이어트를 하게 되면 체지방을 태우는 것 외에도 식욕이 줄어들어 다이어트에 효과가 있다. 지방은 자체 열량이 높고 소화가 느리기 때문에 포만감이 오래 지속된다. 커피에 버터를 탄 '방탄커피'를 아침에 마시고 나가면 군것질을 하지 않게 되어 다이어트 효과가 나타난다.

방탄커피

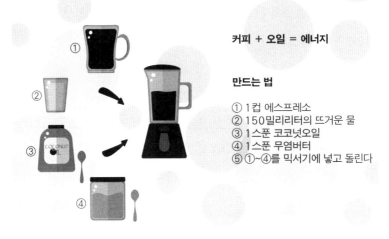

커피 + 오일 = 에너지

만드는 법

① 1컵 에스프레소
② 150밀리리터의 뜨거운 물
③ 1스푼 코코넛오일
④ 1스푼 무염버터
⑤ ①~④를 믹서기에 넣고 돌린다

커피에 버터를 탄 '방탄커피'를 아침에 마시고 나가면 군것질을 하지 않게 되어 다이어트 효과가 나타난다.

완전식품으로 포만감을 오래 유지하면 인슐린 스파이크가 잦아들면서 식욕 억제 호르몬인 렙틴도 정상적으로 작용하게 된다. 자연스럽게 먹는 양이 줄면서 몸에서 필요한 수준으로 섭취량이 맞춰진다. 저탄고지 식사를 유지하는 동안은 요요도 쉽게 일어나지 않는다. 저탄, 적절한 단백질, 좋은 지방을 챙겨먹는 게 최선이다.

6

살찌면 늙고
병들기 쉽습니다!

설탕은 염증과 노화를 일으키는 조용한 살인자이다

1980년대부터 저탄수화물 식단이 권장되면서 우리 식단에서는 지방이 사라지게 되었다. 그런데 우리 몸은 일정 칼로리를 필요로 하기 때문에 무언가가 빠지면 또 다른 무언가가 그 자리를 채워야 한다. 그렇다면 지방이 사라진 자리에 무엇이 들어왔을까? 안타깝게도 그것은 푸릇한 채소와 신선한 생선이 아니었다. 식감 좋고 맛도 좋고 칼로리도 높은 '고탄수화물 식품'이 대부분이었다.

그리고 동물성 지방을 대체하는 각종 '식물성 기름'이 개발되고 사용되기 시작했다. 고탄수화물 식품과 식물성 기름은 '자연에서 나온 건강한 식품'이라는 이미지를 가지고 있지만 실상은 그렇지 않다. 현재 고탄수화물 식품에 쓰이는 설탕과 저지방 열풍 속에서 사용량이 증가한 식물성 기름은 우리의 건강을 해치는 주범으로 지목되고 있다. 따라서 저탄고지 식단에서는 설탕과 식물성 기름을 최대한 먹지 말라고 강조한다.

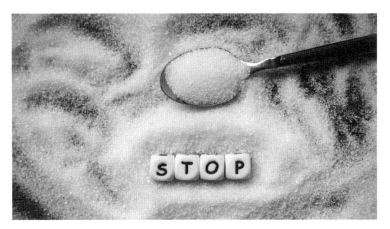
정제 설탕은 즉각적인 화학적 불균형을 만들어낸다.

　국제설탕기구ISO 발표에 따르면 2018년 한 해 동안 우리나라 사람들은 30.6킬로그램의 설탕을 섭취했다고 한다. 전세계적으로 설탕 소비는 꾸준히 늘고 있는데 2001년 1,234만 톤의 설탕 소비가 2018년 1,724만 톤으로 급증했으니 위험한 사인이 아닐 수 없다. 설탕은 우리 몸에 매우 해롭다.

　정제 설탕은 즉각적인 화학적 불균형을 만들어낸다. 일반적인 음식물이나 채소와 달리 비타민과 미네랄이 전혀 없는 설탕은 우리 몸에 불균형을 만들어낸다. 우리 몸은 균형을 위해 치아와 뼈에 저장된 나트륨, 칼륨, 마그네슘, 칼슘과 비타민B 복합체를 사용한다. 그런데 가공식품과 사탕, 과자, 콜라 등을 지속적으로 먹으면 이들 균형이 깨지고 설탕 중독의 상태가 되고 간에는 글리코겐이 쌓이게 된다. 그리고 글리코겐이 지방산 형태로 혈액에 방출되면 다른 지방조직이나 지방세포의 형태로 배, 엉덩이, 허벅지에 쌓이게 된다.

　또한 설탕은 직접적으로 당화작용이라는 기전을 통해 몸속 염증을 부채질하는 작용도 한다. 당화작용이란 설탕 분자가 단백질 분자에 달라붙어 해당 분자의 기능을 변화시키는 것을 말한다. 단백질 분자는 미끄러워 세포 내에서도 부드럽게 움직이는데 설탕 분자는 매우 끈적거린다. 설탕 분자가 단백질 분자와 결합하면 분자 크기도 커지고 끈적거리게 되면서 더 이상 부드럽게 움직일 수 없다. 그럼 단백질 분자의 기능을 못하고 노폐물 덩어리가 되고 만다. 이를 당화산물이라고 부른다. 당화산물은 분자의 기능을 망가뜨리면서 염증 반응을 일으키기도 한다. 활성산소와 더불어 몸속 염증과 노화의 주범으로 알려져 있다.

비만인들에게 설탕의 가장 나쁜 점은 너무 쉽게 체지방이 쌓이게 한다는 점이다. 보통 설탕에는 포도당과 과당이 50대 50으로 들어가 있는데 포도당보다 과당이 더 큰 문제다. 설탕 속 과당은 포도당과 달리 인슐린 분비를 촉진하지 않아서 렙틴의 분비 또한 촉진하지 않는다. 그러다 보니 과당을 아무리 많이 먹어도 그렐린이 줄지 않기 때문에 식욕도 줄지 않고 포만감도 느끼지 못한다. 게다가 과당은 포도당보다 세포에서 더 쉽게 지방으로 축적된다.

과당은 포도당에 비해 인슐린 저항성도 쉽게 만들고 중성지방으로 변화되는 비율도 상당히 높다. 설탕의 절반을 차지하는 과당 섭취가 많아지면 간에 지방이 쉽게 쌓여 비알코올성 지방간이 발생하기 쉽고 중성지방 증가, 인슐린 저항성, 비만, 고혈압, 당뇨 같은 대사증후군도 쉽게 생긴다. 몸속 요산 증가와 함께 염증에도 쉽게 노출된다.

그나마 과일 속에 포함된 과당은 식이섬유, 수분, 비타민, 미네랄이 함께 있기 때문에 과당 그 자체가 나쁜 역할을 하는 것을 막아준다. 하지만 과당과 포도당이 결합한 형태인 설탕은 음료수나 과자 등 가공식품에 첨가돼 '더 많이 먹게 하는' 나쁜 역할을 한다. 고과당 옥수수 시럽 같은 경우는 포도당이 45, 과당이 55의 비율로 더 많이 들어가 있다. 액상과당은 탄산음료에 쓰여 다른 음식과 함께 먹으면 더 많이 먹게 하는 역할까지 한다.

식물성 기름은 칼로리도 높고 몸에도 안 좋다

'식물성' 하면 왠지 몸에 좋을 것 같다는 느낌이 든다. 보기에도 그렇다. 동물성 기름은 상온에서 고체이고 색깔도 탁하다. 냄새도 썩 좋지 않다. 반면 식물성 기름은 맑은 투명에 가깝고 냄새도 그야말로 고소하다. 그러나 식물성 기름의 실체를 들여다보면 '속았다'는 생각까지 들고 만다.

식용유는 어디에나 있다. 마트, 슈퍼, 하다못해 편의점에도 있다. 너무 흔해서 아주 오래전부터 있었던 것 같다. 그런데 이 식용유로 통칭되는 식물성 기름이 만들어진 것은 그리 오래전이 아니다. 우리나라만 하더라도 식용유가 상용화된 것은 한국전쟁 이후다. 물론 들기름이나 참기름 같은 조미유는 이전에도 있었지만 옥수수유, 포도씨유, 카놀라유 등이 인류 역사에 등장한 것은 그리 오래전이 아니다.

사실 식물성 기름의 수요가 폭발적으로 증가하게 된 것은 '저지방 열풍' 덕분이다. 콜레스테롤과 동물성 포화지방이 건강을 해치는 범인으로 지목되면서 대체 식품에 대한 수요가 생겼다. 게다가 식물성 기름이 좋다는 연구들이 발표되면서 식물성 기름을 만드는 산업도 크게 발전했다. 그 사이 동물성 기름들은 우리 식탁에서 자취를 감추었다.

우리는 식탁에서 식물성 기름을 두 가지 형태로 접하게 된다. 하나는 우리가 잘 아는 식용유이고 다른 하나는 마가린, 크래커, 빵, 튀김과자, 팝콘, 즉석식품, 커피 속 프림, 마요네즈, 냉동식품에 쓰이는 '경화유'다.

기업에서 식물성 기름을 본격적으로 개발하기 시작한 것은 1960년대부터다. 미국의 심장협회에서 식물성 기름이 건강에 좋다고 홍보하면서 식물성 기름이 널리 쓰이기 시작했다. 하지만 당시 식물성 기름은 조리나 제빵에 쓰기에 너무 기름지고 공기와 닿으면 쉽게 산화된다는 단점이 있었다. 열을 가했을 때 불안정하고 장거리 운송이 어려워서 버터처럼 상용화하기가 어려웠다. 기업들은 이런 불편함을 해소하기 위해 액체 상태인 식물성 기름에 수소를 반응시켜 고체 상태로 만들었다. 이것이 흔히 마가린과 쇼트닝으로 알려진 '경화유'다. 경화유는 과자나 빵류와 튀김 등에 많이 사용되었다.

그러나 1990년대 이후 식물성 경화유에 함유된 트랜스지방이 심혈관계 질환에 치명적인 악영향을 미치고 건강에 좋지 않다는 것이 알려지기 시작했다. 이후 세계 각국에서는 트랜스지방을 제한하거나 표시 제도를 도입하는 등 법적으로 규제를 하고 있다. 덕분에 경화유는 점차 우리 식탁에서 사라지고 있다. 하지만 아직도 식용유만큼은 '건강에 좋은 기름'이라는 명성을 유지하고 있다.

많은 사람들이 식용유가 방앗간에서 짠 들기름과 참기름처럼 우리의 식탁에 오른다고 생각한다. 방앗간에서는 들깨와 참깨를 고열로 볶은 후 이를 압착해서 기름을 짜낸다. 그 외에 별다른 처리를 하지 않는다(냉 압착과 시온 압착이 제일 좋긴 하다). 하지만 식용유의 원료인 해바라기씨, 카놀라(서양 유채꽃), 콩, 옥수수에서는 그렇게 쉽게

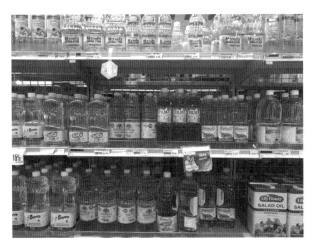

공장에서 식용유를 만들 때는 유기용매를 사용해 씨앗에 있는 지방을 농축시킨 후 가열, 가압, 정제, 표백, 여과, 탈취, 보존제 처리, 합성 항산화 처리를 거친다. 이 과정에서 식물성 기름은 칼로리는 높지만 우리 몸에는 안 좋은 먹을거리가 되는 것이다.

기름을 뽑아내지 못한다. 식물에서 기름을 뽑으면 바로 산소와 닿아 산패가 일어나기 때문에 이를 방지하기 위해 지난한 과정을 거쳐야 한다.

공장에서 식용유를 만들 때는 유기용매를 사용해 씨앗에 있는 지방을 농축시킨 후 가열, 가압, 정제, 표백, 여과, 탈취, 보존제 처리, 합성 항산화 처리를 거친다. 이 과정에서 식물이 가지고 있던 비타민이나 세포막의 주요 구성 성분인 레시틴, 엽록소, 미네랄이 정제돼 사라진다. 원래 식물이 가지고 있던 영양소가 파괴되면서 식물성 기름은 칼로리는 높지만 우리 몸에는 안 좋은 먹을거리가 되는 것이다.

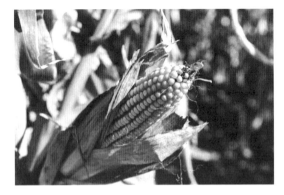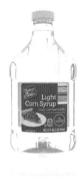

인공첨가물 중 액상과당은 우리가 반드시 걸러야 할 1순위 물질이다. 옥수수로 만든 액상과당은 소다, 주스, 캔디, 시리얼, 스낵 등에서 많이 발견된다.

인공첨가물을 줄이면 식탐도 줄어든다

'식품' 하면 어떤 것이 떠오르는가? 밥이나 고기 또는 생선류를 떠올리는 경우가 많겠지만 사실 우리가 먹는 식품 중에는 이렇게 원재료를 활용한 식품보다 음료수나 과자 등 가공식품이 훨씬 많다. 2019년 발표된 〈국민건강영양조사〉에 따르면 우리나라 사람들이 먹는 식품의 3분의 2가 가공식품이었다. 평소 우리는 원재료 식품보다 가공식품을 2배 이상 많이 먹고 있다는 이야기다. 가공식품이 모두 건강에 안 좋다고 할 수는 없지만 가공식품에 들어가는 인공첨가물은 한 번쯤 눈여겨볼 필요가 있다. 맛과 색과 식감을 좋게 하는 감미료와 첨가물은 식욕을 증가시켜 다이어트에 안 좋은 영향을 끼친다.

우리나라는 가공식품에 원재료와 영양 정보를 기재하게 하고 있다. 보통 칼로리와 나트륨, 탄수화물, 지방, 콜레스테롤, 단백질 6개 항목을 표시하고 원재료와 함유량까지 적게 한다. 분명 우리 몸을 살찌고 병들게 하는 것들을 알고 걸러낼 필요가 있다. 인공첨가물 중

액상과당은 우리가 반드시 걸러야 할 1순위 물질이다. 옥수수로 만든 액상과당은 소다, 주스, 캔디, 시리얼, 스낵 등에서 많이 발견된다. 앞서 설명한 대로 과당은 내장지방과 지질을 증가시키고 혈당 수치를 증가시키는 것은 물론 인슐린 민감성을 떨어뜨린다. 또한 설탕 대신 쓰는 인공감미료인 아스파탐, 수크랄로스, 사카린, 아세설팜칼륨도 당뇨와 비만을 초래한다는 연구결과가 있다. 이 밖에 보리 엿기름, 당밀, 캐러멜, 사탕수수액, 옥수수 시럽, 갈락토오스, 몰트 시럽, 엿당, 밀당, 원당, 자당, 덱스트린, 라이스 시럽 등도 당분의 다른 이름인 것을 기억해야 한다.*

안전성 논란이 있었던 화학조미료인 L-글루탐산나트륨MSG도 피해야 한다. 화학조미료는 식욕을 자극하는 짭짤한 맛과 입맛을 돋우는 아미노산의 합이다. 화학조미료를 많이 쓰면 감칠맛이 더해져 원재료의 안 좋은 상태도 확인하지 못하게 된다. 또한 식욕을 증가시켜 음식 중독을 일으키기도 한다. 인스턴트 음식이나 배달음식 등에는 화학조미료가 들어가기 쉽기 때문에 식이 조절 중에는 피하는 것이 좋다. 이들 성분들만 주의해서 걸러내도 식욕과 식탐을 조절하기가 쉬워진다.

* 약사 제니가 추천하는 설탕 대신 사용 가능한 대체 감미료로는 나한과 가루나 추출물, 스테비아, 에리스리톨, 알룰로스가 괜찮다.

7

노화의 주범은
AGE입니다!

노화를 불러오는 최종당화산물의 주범도 탄수화물이다

인체를 유지하는 데 꼭 필요한 것 두 가지를 꼽으라면 산소와 포도당을 들 수 있다. 포도당과 산소가 결합해서 물과 이산화탄소와 에너지를 생성한다. 그런데 아이러니하게도 이 과정에서 만들어진 활성산소와 최종당화산물AGE, advanced glycation end products이 우리를 병들고 나이 들게 하는 주범이 된다. 따라서 젊고 건강한 신체를 위해서는 활성산소를 줄이기 위한 노력, 즉 최종당화산물을 줄이기 위한 노력이 반드시 필요하다.

산화는 한마디로 '몸이 녹스는 상태'라고 할 수 있다. 사과의 껍질을 벗겨서 공기 중에 그대로 두면 갈색으로 변하는 갈변이 일어나는데 이는 산소와 닿아서 나타나는 산화 증상이다. 산소가 우리 몸에 들어오면 우리 몸에도 이와 비슷한 일이 일어난다.

당화란 몸이 단 상태를 말한다. 탄수화물 식품을 불에 구우면 달콤하고 고소한 냄새가 나는데 이것이 대표적인 당화 현상이다. 단백질이나 지질이 포도당과 결합해 품질과 성능이 떨어지는 반응을 일으킨다. 포도당이 단백질이나 지질과 결합하면 최종당화산물이라는 나쁜 물질이 생긴다. 최종당화산물은 당독소라고도 불린다. 온갖 질병과 노화 현상을 일으키는 주범이다. 마치 녹이 기계의 금속을 손상시키는 것처럼 인체의 시스템을 차례차례 망가뜨린다.

나는 강의실에서 최종당화산물을 나이와 관련지어 설명한다. "최종당화산물AGE이 우리를 나이AGE 들게 한다."라고 하면 쉽게 이해를 한다. 흔히 당뇨병 환자는 일반인보다 일찍 늙는다는 말이 있다. 이 또한 최종당화산물과 관련된 이야기다. 최종당화산물은 염증을 일으키고 혈관 벽을 약화시키며 고혈압도 일으킨다. 그렇다면 최종당화산물은 어떻게 줄일 수 있을까? 탄수화물을 줄여야 한다. 우리 몸은 대부분 단백질과 지질로 이루어져 있다. 단백질에 열을 가하면 그 주위로 여러 개의 당이 달라붙는데 이를 당화라 한다. 초기라면 곧 정상적인 단백질로 돌아온다. 하지만 계속 당화에 노출되면 단백질은 점점 손상돼 노화물질로 변한다. 최종당화산물은 그 노폐물의 마지막 상태다.

포도당이 남아도는 상황이 되면 최종당화산물이 많이 쉽게 만들어진다. 과도한 탄수화물이 최종당화산물과 활성산소를 만든다. 활성산소는 세포를 손상시켜 기능을 잃게 만들기도 하지만 미생물의 감염으로부터 몸을 보호하는 역할도 한다. 그에 비해 최종당화산물은 이로움은 전혀 없고 독으로만 작용한다.

최종당화산물은 단백질이나 지질의 변성을 일으키는데 대표적으로 피부의 콜라겐이 변성돼 주름이나 기미가 만들어지는 것을 들 수 있다. 우리 몸에 있는 단백질의 70%는 콜라겐이다. 이 콜라겐은 세

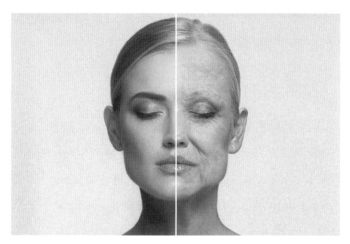

최종당화산물은 단백질이나 지질의 변성을 일으키는데 대표적으로 피부의 콜라겐이 변성돼 주름이나 기미가 만들어지는 것을 들 수 있다.

가닥의 실 같은 섬유로 이루어져 스프링처럼 늘었다 줄었다를 반복하며 탄력을 유지한다. 그런데 최종당화산물이 콜라겐에 들러붙으면 콜라겐이 자유롭게 움직일 수 없게 되어 탄력이 준다. 또한 최종당화산물이 쌓인 곳에는 갈색 얼룩이 생겨 기미나 검버섯이 만들어진다. 이 밖에 혈관의 단백질이 변성되면 혈관이 딱딱해지고 터지기도 쉬워진다. 동맥경화의 원인이 되기도 한다.

최종당화산물은 만성 염증을 일으키기도 한다. 최종당화산물이 생기면 우리 몸은 이를 없애기 위한 대식세포를 활동시키는데 최종당화산물과 결합하는 수용체가 만들어지면 세포에 염증을 일으킨다. 한편, 당뇨병 검사에서 측정하는 헤모글로빈 A1c는 최종당화산물의 초기 반응 물질이다. 포도당이 단백질이나 지질과 결합한 찌꺼기를 측정해 2~3개월간의 혈당 지가 어느 정도였는지를 측정하는 것이다. 보통 혈중 당화 혈색소(HbA1c) 수치가 5.7~6.4%면 진당뇨이고 6.5%

이상이면 당뇨병으로 진단한다. 당화 혈색소를 5.2% 이하로 유지하는 것이 이상적이라 할 수 있다.

저탄수화물 식사로 최종당화산물을 줄이자

전세계적으로 최종당화산물 연구가 활발한 곳은 장수국가 일본이다. 일본에서는 최종당화산물만을 연구하는 학회도 존재한다. 이 학회에서는 최종당화산물을 줄이는 여러 가지 방법을 안내한다.

인체에 최종당화산물이 축적되는 루트는 크게 두 가지다. 가장 쉽게는 최종당화산물이 포함된 식품을 먹어서 우리 몸에 최종당화산물이 들어오는 경우이고, 다른 하나는 우리 몸의 잉여 당분이 단백질과 엉겨 붙어 당화되는 경우다.

최종당화산물 함량이 높은 대표적인 식품은 돈가스, 인스턴트 라면, 스테이크같이 고온에서 튀기거나 구운 음식들이다. 당과 단백질은 지방이 있을 경우 결합하기 쉬워진다. 그래서 최종당화산물은 노릇하게 그을린 음식에 많이 들어 있다. 이들 음식은 겉보기에는 노릇

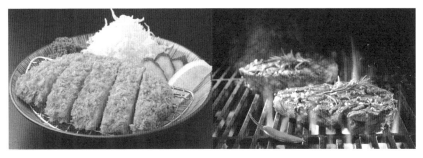

최종당화산물 함량이 높은 대표적인 식품은 돈가스, 인스턴트 라면, 스테이크같이 고온에서 튀기거나 구운 음식들이다.

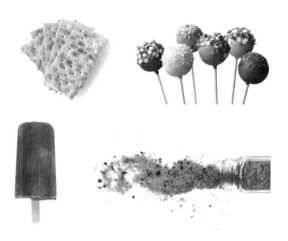

탄수화물을 과잉 섭취하지 않도록 조절하는 것이 우선이다. 과자, 사탕, 빙과류, 양념류 등의 가공식품에는 액상과당과 아스파탐 설탕 등이 다량 첨가돼 있으니 주의해야 한다.

노릇 먹음직스럽게 보이지만 노화를 촉진하는 최종당화산물이 대량 생성된 상태다. 등심 스테이크의 경우 조리 전 등심의 최종당화산물 양은 1,916에 불과하지만 가열을 하면 수치가 단번에 2만 6,843ex-AGE까지 올라간다. 따라서 고기나 생선을 조리할 때는 굽거나 튀기기보다 찌거나 삶기 등의 방법을 선택하는 편이 낫다.

그리고 무엇보다 탄수화물을 과잉 섭취하지 않도록 조절하는 것이 우선이다. 과자, 사탕, 빙과류, 양념류 등의 가공식품에는 액상과당과 아스파탐 설탕 등이 다량 첨가돼 있으니 주의해야 한다. 에너지로 사용하고 남은 당은 바깥으로 나가지 않고 지방으로 저장되거나 혈액을 타고 떠돌다가 단백질과 결합하여 당 독소를 만든다. 김과 채소와 굽거나 튀기지 않은 고기류를 섭취하고 액상과당, 설탕, 화학소스, 빵 등을 전제하는 것이 최종당화산물을 줄이는 최상책이라 하겠다.

8

저탄고지 실천은 어렵지 않습니다!

밥, 빵, 설탕, 식물성 기름을 줄이자

사실 나는 엄청난 빵순이였다. 하루에 봉지 빵을 6개나 먹었다. 저탄고지를 실천할 때도 밥을 줄이는 것은 문제가 되지 않았지만 빵을 끊는 것은 힘든 일이었다. 그러다 최근에는 밀가루 대신 아몬드 가루를 넣어서 만든 빵을 파는 가게를 찾아서 여기서 빵을 사먹고 있다. 밀가루는 혈당을 높이지만 아몬드는 지방 함량이 높아서 혈당에 크게 영향을 미치지 않는다. 혈당을 올린다 해도 밀가루보다는 훨씬 낫다. 게다가 조금만 먹어도 배가 불러서 급하게 허기를 해결할 때 아주 요긴하다.

그리고 설탕은 나한과 가루, 스테비아, 에리스리톨, 알룰로스 등으로 대체했다. 나한과는 중국의 구이린 지역에서 '신의 과일'로 불리는 조롱박과의 열매이다. '몽크 프루트Monk Fruit'라고도 불리는데 설탕의 300배 이상의 단 맛을 내면서도 미네랄과 항산화 성분이 풍부하다. 모그리사이드 성분이 강한 단맛을 내지만 체내 흡수가 잘되지

나한과, 스테비아, 에리스리톨, 알룰로스

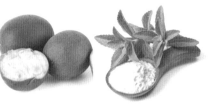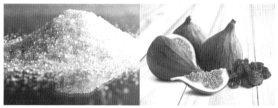

설탕은 나한과 가루, 스테비아, 에리스리톨, 알룰로스 등으로 대체할 수 있다.

않아 혈당을 올리지 않는 특성이 있다. 최근에는 장수 열매로 알려지면서 당뇨 환자들에게 인기가 높다고 한다.

스테비아는 남아메리카에서 주로 나는 풀의 이름인데 '천연 설탕'이라고 불릴 정도로 단맛이 좋다. 보통 설탕의 200~300배 단맛을 내지만 칼로리는 설탕의 1% 정도로 매우 낮다. 덕분에 당뇨병이나 심장병 환자들을 위한 서벗, 아이스크림, 껌 등의 감미료로 쓰인다. 또한 스테비아에는 '테르텐'이라는 당이 들어 있어 인슐린 분비 세포를 자극해 고혈당을 예방해준다. 폴리페놀 성분은 활성산소를 제거해 항산화와 노화 방지 효능도 있다.

에리스리톨은 포도나 멜론 등 과일 추출 포도당을 자연 발효시킨 성분이다. 단맛이지만 설탕보다 열량이 낮고 체외로 배출되는 특성이 있다. 혈당을 올리거나 인슐린 분비 등을 하지 않아 저탄고지 식이요법을 하는 데 좋다.

알룰로스는 건포도나 무화과나 밀 등에 미량으로 존재하는 당 성분으로 설탕과 비슷한 단맛을 내지만 칼로리는 설탕의 10분의 1로 낮다. 시중에서도 분말형, 액상형을 쉽게 찾아볼 수 있어 사용이 편리하다.

식물성 기름은 오리브오일, 코코넛기름, 자연 버터 등 시중에서 쉽게 구할 수 있는 것으로 대체해 쓰고 있다. 견과류와 아보카도도 즐겨 먹는다.

사실상 많은 다이어터들은 피할 수 없는 여러 모임 때문에 살이 찐다고들 한다. 하지만 나는 사람들과 어울리는 자리에서도 저탄고지를 이어간다. 커피숍에서는 아메리카노에 계란과 견과류를 먹고 요거트에 블루베리를 얹어 먹기도 한다. 식사 자리에서는 고기 위주의 식사를 하고 한식을 먹을 때는 설렁탕이나 순댓국을 선택한다. 탕이나 국은 건더기 위주로 먹고 밥은 먹지 않으면 탄수화물을 줄이는 식사를 할 수 있다.

지인 분들 중에는 한식 문화가 저탄고지를 지키기 어렵게 한다고 하는 분들이 많다. 나는 그분들에게 "먹는 순서를 바꿔 보세요."라고 조언한다. 탄수화물을 맨마지막에 배치하는 것이다. 채소류의 샐러드를 먼저 먹고 고기나 생선의 메인 요리를 먹은 후, 그래도 배가 고프면 그때 밥과 탄수화물 반찬을 조금 먹으면 어렵지 않게 저탄고지 식사를 즐길 수 있다.

올리브오일과 코코넛오일 등 좋은 지방을 골라서 먹자

나는 저탄고지 식단을 시작하기 전에는 고기를 잘 안 먹었다. 고기를 싫어했다기보다 안 좋다는 생각이 강했다. 고기를 먹으면 내 혈관에 때가 낄 것 같은 느낌이라고 할까. 하지만 저탄고지 식단을 시작한 이후에는 자연 버터에 안심 또는 등심을 구워먹는 것을 즐긴다. 미국에서 열린 육식학회에 다녀온 후로는 버터 구이를 자주 먹었고,

덕분에 빨래판 복근으로 머슬마니아 대회에 나가서 상을 탈 수도 있었다.

머슬마니아 대회를 준비할 때 많은 선수들이 다이어트를 병행한다. 좋은 몸을 만들기 위해서는 체지방을 줄여야 하기에 단백질 식사를 위주로 다이어트를 한다. 선수들을 가까이서 보면 피부가 까칠하고 눈이 퀭한 경우가 많다. 그런데 나는 사실 더 잘 먹었다. 스테이크나 삼겹살을 자주 먹고 운동도 열심히 했다. 그래서 같이 참가한 선수들로부터 "너만 왜 쌩쌩하니?"라는 질투 섞인 질문을 듣기도 했다.

식습관이 바뀌면서 활력이 좋아졌다. 빈혈기가 없어지고 수족냉증도 사라졌다. 머슬마니아 대회를 마치고 운동을 그만두면 몸이 어떻게 변할까를 상상하며 서너 달 운동을 멈춰보았는데 저탄고지 식단을 유지하니 몸무게 변화는 없었다. 물론 탄력이 떨어지고 근육이 줄기는 했다. 저탄고지 식사를 하면서 개인적으로 가장 신경을 쓰는 것은 좋은 지방을 고르는 일이다. 올리브오일은 100% 올리브를 눌러 짜는 방식으로 만들어진 엑스트라 버진 올리브오일을 고수하고 코코넛오일도 100% 제품을 사용한다. 100% 코코넛오일은 중쇄사슬지방산MCT, Medium Chain Triglyceride오일로도 유명하다. MCT오일은 중쇄중성지방으로, 6~12개의 탄소(C)로 이루어져 에너지 전환이 빠르다. MCT오일은 우리 몸이 주 에너지원을 지방으로 바꾸는 것을 더 쉽게 한다. MCT오일을 고를 때도 지방산의 종류가 C8과 C10만으로 이루어져 있는지, 그 비율이 6대 4가 맞는지를 확인한다. 샐러드에 오일을 뿌려 먹거나 방탄커피, 셰이크 등도 자주 먹는 편이다.

고기류는 자연육을 선호하고 햄, 소시지, 베이컨 등의 가공육은 되도록 피한다. 그리고 돼지고기보다는 소고기를 먹는다. 소고기는

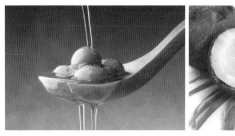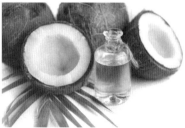

저탄고지 식사를 하면서 개인적으로 가장 신경을 쓰는 것은 좋은 지방을 고르는 일이다. 올리브오일은 100% 올리브를 눌러 짜는 방식으로 만들어진 엑스트라 버진 올리브오일을 고수하고 코코넛오일도 100% 제품을 사용한다.

철분과 비타민B가 풍부해 에너지 대사를 올리는 데 더 도움이 된다. 돼지고기에는 히스타민과 다가불포화지방이 많아 염증 유발률이 높다. 어쩔 수 없이 돼지고기를 먹을 때는 무항생제나 오메가 밸런스가 좋은 고기를 고른다. 소고기도 마찬가지로 항생제 성분을 고려해 자연 방목된 것을 고르려고 한다. 닭고기의 경우는 지방 함량이 적어 버터를 곁들여 조리해 먹는다. 닭보다는 오리에 지방이 풍부해 자주 먹는 편이다. 가공육은 첨가제와 감미료 때문에 탄수화물 비율도 높아 저탄고지 식단으로는 맞지 않는다. 실제 먹고 속이 불편한 경험도 많았다.

노탄이 아니라 저탄이고 적단과 좋지이다

저탄고지 식단을 실천할 때 가끔 속이 불편하다는 분들을 만난다. 초기 케톤 사용에 적응하는 과정에서는 두통을 호소하는 분도 있다. 나는 정 속이 불편하면 밥을 드시라고 하는 편이다. 그 양을 하루 100그램 이하로 줄이면 저탄고지 실천에 무리가 없다.

저탄고지 식단은 50~80%를 지방으로 섭취한다. 아예 탄수화물과 단백질을 끊는 식단이 아니다. 지방 : 탄수화물+단백질 식품 비율을 2.5~4 : 1로 맞추면 된다. 흔히 고기에도 100그램당 1그램 정도의 탄수화물이 있다. 추천하는 채소에도 탄수화물이 있으며 과일도 먹을 수 있다. 비교적 당 함유량이 적은 블루베리, 체리, 딸기류도 약간은 먹어도 된다.

나는 저탄고지 식이를 선호하지만 더 자세히 말한다면 저탄, 적당한 양의 단백질, 그리고 좋은 지방을 골라 먹어야 한다는 게 더 정확하다. 지방을 먹는 것은 그다음이다. 탄수화물을 줄이지 못하고 지방까지 많이 섭취하면 100% 살이 찐다. 삼겹살을 마음껏 먹고 밥도 양껏 먹으며 아무리 운동을 해도 건강한 돼지가 될 뿐이다. 과일을 끊지 못하고 버터와 치즈를 많이 먹으면 금세 배에 살이 붙는다.

저탄수화물 식단은 사실 초기에는 쉽지 않다. 나는 10대 이후에는 라면을 먹어본 적이 없다. 밥도 좋아하지 않는 편이다. 하지만 빵과 좋아하는 간식 몇 개는 끊기가 어려웠다. 운동 중에는 고구마와 계란으로 끼니를 해결한 적도 있는데 고구마도 양껏 먹지 못했다. 샐러드도 좋아하는데 어디를 가든 드레싱은 뿌리지 말아달라고 부탁을 해야 한다. 그런데 이렇게 저탄고지 식단을 유지하고 나니 음식에 대한 기호가 바뀌기 시작했다. 전에는 나도 달고 짠 음식을 좋아했지만 어느새 자연스럽게 속이 불편한 음식은 먹지 않게 되었다. 생과일과 채소가 주는 풍미도 잘 알 수 있게 됐다. 2019년 머슬마니아 대회를 마친 후에도 식이를 그대로 유지한 덕분에 몸무게는 변함이 없다.

9

고생은 그만!
똑똑한 다이어트를 합시다!

해독은 좋지만 해독주스는 지방간을 부른다

체지방이 많을수록 독소 수치가 높다는 것은 잘 알려진 사실이다. 우리 인체는 몸에 들어온 독소를 가두기 위해 대사 활성도가 낮은 지방에 독소를 저장한다. 지방 형태로 독소를 축적하면 독소가 혈류와 핵심 장기로 흘러들어가는 것을 막을 수 있다. 그런데 지방은 우리 몸을 독소 중독으로부터 보호하지만 스스로는 독소를 품고 있어야 한다.

지방과 독소의 상관관계는 여러 연구에 의해 확인되었다. 2019년 존스홉킨스 블룸버그 공중보건대학은 급격한 다이어트가 독소 노출로 인한 건강 악화로 이어질 수 있다는 연구결과를 발표했다. 신체에 흡수되어 지방에 저장된 잔류유기오염물질POPs, Persistent Organic Pollutants*이 급속한 지방 손실 시 혈류로 방출될 수 있다는 것이다.

---

* 자연 상태에서 분해되지 않고 생태계의 먹이사슬을 통해 동식물 체내에 축적되어 면역계 교란 중추신경계 손상을 초래하는 유해 물질. 예를 들어 PDT, PCB, 다이옥신 등.

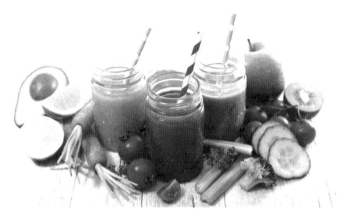

해독주스는 부담스러운 음식이다. 주스는 기본적으로 영양분이 흡수되는 속도가 엄청나게 빠른 음식이고 우리 몸은 영양분의 흡수가 빠르면 빠를수록 더 많은 영양분을 처리해야 한다. 특히 과일에 들어 있는 과당은 간에 부담이 된다.

저탄고지 다이어트를 해서 몸의 지방이 사라지면 우리는 독소에 노출될 위험이 더 높아진다. 우리 몸은 먹는 것뿐만 아니라 피부에 의해서도 독소를 흡수하기 때문에 독소를 아예 배제하고 사는 것은 불가능하다. 그래서 많은 전문가들은 체지방을 줄여갈 때 적절한 해독과정을 거칠 것을 추천한다.

개인적인 경험을 말하자면 2018년 3월 미국 애너하임의 세계건강기능식품 박람회에 갔을 때 해독 관련 디톡스 제제의 인기를 실감할 수 있었다. 내가 봤던 대부분의 해독제품에는 비트가 들어 있었는데 비트에 있는 베타인 성분이 간세포를 재생시키고 해독작용을 돕는다는 설명을 들을 수 있었다. 비트는 영양분 흡수를 위한 합성을 돕고 혈관과 혈액순환에도 효능이 있어서 식이요법에도 자주 사용된다.

국내에서도 비트와 여러 가지 채소와 과일을 혼합한 해독주스가 인기를 끌고 있다. 많은 제품들은 독소를 제거해 간·장의 기능을 회복시켜 주는 효과를 강조한다. 개인적으로도 당이 낮은 과일 위주로 만들어진 해독주스는 건강에도 좋을 것이라고 생각한다. 비타민과 항산화 성분, 칼슘과 식이섬유, 키토산을 흡수하는 좋은 경로가 될 수도 있다. 그러나 해독주스를 장기간 복용할 때는 칼로리와 성분을 좀 더 꼼꼼히 살펴볼 것을 권한다.

한 번은 TV를 보다가 어느 남자 탤런트가 건장한 남자 가수의 '수제 해독주스'를 따라 마시다가 지방간을 앓게 된 사연을 들었다. 남자 가수가 추천한 수제 해독주스의 주재료는 양배추였는데, 실제 양배추만 익혀서 갈아 먹으면 맛이 그리 좋지 않다. 그래서 남자 탤런트는 거기에 사과와 키위 등 맛이 좋은 과일을 첨가해 넣었다. 슬프게도 인간은 단맛에 매우 약하다. 한 번 단맛을 느끼면 더 진한 단맛을 찾게 된다. 남자 탤런트는 양배추보다 사과나 키위를 더 넣은 수제 해독주스를 오랜 기간 먹게 됐다. 그러다가 급기야 지방간 진단까지 받게 된 것이다.

"해독주스에 지방간?" 하고 의아해 하는 분들이 있을 것이다. 인체는 과하게 들어온 당분을 지방 형태로 저장하며 그게 간에 쌓이면 지방간이 된다. 주스를 섭취해 당분이 일시에 너무 많이 들어오게 되면 간은 이를 체지방으로 옮기지도 못하고 그대로 안고 있게 된다. 그게 계속되면 지방간이 되는 것이다. 이것이 바로 비알코올성 지방간이다.

나는 다이어트를 위해 해독주스를 마시는 것은 추천하지 않는다. 간의 입장에서 보자면 해독주스는 부담스러운 음식이다. 주스는 기본적으로 영양분이 흡수되는 속도가 엄청나게 빠른 음식이고 우리 몸은 영양분의 흡수가 빠르면 빠를수록 더 많은 영양분을 처리해야 한다. 특히 과일에 들어 있는 과당은 간에 부담이 된다. 우리 몸은 과당을 바로 에너지로 사용할 수 없다. 당장 쓸 수 없는 애물단지를 간은 지방으로 바꿔서 저장하는 일을 수행해야 한다. 해독은 기본적으로 간을 쉬게 하고 편안하게 하는 과정이다. 그런데 해독주스는 역으로 간을 더 피로하게 만들 뿐이다.

당뇨가 있는 경우에는 특히 해독주스를 주의해야 한다. 한 번 갈면서 가공이 됐기 때문에 흡수가 빠른 해독주스는 혈당을 금세 오르게 한다. 당뇨병 환자가 콩은 먹어도 괜찮지만 콩가루를 조심해야 하는 것도 같은 이치다. 포만감을 느끼고 당의 흡수를 줄이기 위해 되도록 갈아서 만든 음식보다는 씹어서 먹는 음식을 권한다.

물만 제대로 마셔도 살이 빠지고 젊어진다

우리 몸에서 노폐물을 배설하는 경로는 크게 네 가지다. 신장에서 소변으로 배설, 간에서 담즙으로 배설, 피부에서 땀으로 배설, 장에서 대변으로 배설하는 것. 이 모든 과정에서 필요한 것이 혈액, 즉 '물'이다. 따라서 살을 빼고 싶다면 물을 많이 마셔야 한다.

평균적으로 하루 동안 물은 자기 몸무게에 30을 곱한 양을 섭취하라고 한다. 50킬로그램의 여성이라면 30을 곱해 1,500cc가 권장량이다. 1.5리터짜리 일반 페트병의 4분의 3에 해당하는 양이다. '목마름'은 물이 부족하다는 것을 알리는 대표적인 증상이며, 당뇨병 환자의 주요 증상 중 하나이기도 하다. 물을 마시면 혈중 포도당 농도가 낮아서 헐당도 내려간다.

최근 BBC 보도를 보니 유럽의 초등학교에서는 물을 가지고 다니

물 마시기 효과

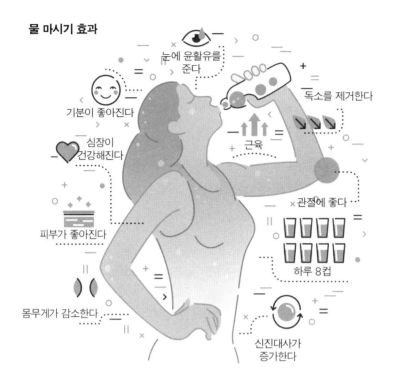

눈에 윤활유를 준다

독소를 제거한다

기분이 좋아진다

근육

심장이 건강해진다

관절에 좋다

피부가 좋아진다

하루 8컵

몸무게가 감소한다

신진대사가 증가한다

는 걸 의무화했다고 한다. 사실상 물의 중요성은 아무리 강조해도 지나치지 않는다. 피부를 포함해 인체의 70% 이상이 물로 만들어져 있다. 우리 몸이라는 거대한 화학공장을 원활히 돌리기 위해서도 물은 꼭 필요하다.

우리는 얼굴이 푸석해졌을 때에야 '물을 좀 마셔야 할까?'를 고민한다. 그런데 피부가 푸석한 정도라면 이미 몸은 극심한 가뭄 상태다. 인체에서 물이 가장 많은 곳은 혈관이다. 혈관은 온몸을 돌며 물을 배분한다. 이때 혈관은 물을 '우선순위'에 따라 배분하는데 생명에 즉각적인 영향을 주는 신장, 심장, 폐에 우선 배분하고 생명에 지장을 주지 않는 피부에는 나중에 배분한다. 공장을 다 돌린 후에야

꽃을 피우는 화단에 물을 주는 식이다. 몸에 충분한 물이 없다면 피부는 항상 건조할 수밖에 없다.

최근에는 '물광 피부'를 위해 화장품에 신경을 쓰고 피부과 시술도 마다하지 않는 분들이 많은데 물을 마시지 않으면 아무 소용이 없다. 피부는 우리 몸 가장 바깥쪽에 드러난 장기다. 영양과 물은 몸속에서 끌어올려 사용하는 것으로 바깥에서 채워지는 것에는 한계가 있다. 물을 많이 마시지 않으면 화장품을 충분히 바르고 이런저런 시술을 받아도 효과가 미약하다. 피부를 탱탱하게 만들어준다고 알려진 '물광 주사'는 자신의 무게보다 1,000배가 넘는 물을 끌어당긴다는 히알루론산을 피부에 넣어 주는 시술이다. 그런데 인체에 물이 없다면 끌어당길 것이 없어진다. 직접 물을 마셔주지 않으면 물광 피부는 만들어지지 않는다.

물은 되도록 갈증을 느끼기 전에 마셔주어야 한다. 갈증을 느낄 때면 이미 늦다. 운동을 할 때도 준비운동 단계에서 마셔야 원활히 활동할 수 있다. 간혹 커피나 홍차 등을 마시며 몸에 수분을 보충하고 있다고 생각하는 이들도 많다. 그런데 이러한 음료들은 이뇨작용을 해서 들어온 수분보다 더 많은 물을 내보낸다. 특히 커피는 마신 양의 2~3배를 몸 밖으로 배출시킨다. 따라서 커피를 즐겨 마신다면 그만큼 생수를 더 많이 마셔야 한다.

물을 잘 마시기 위해서는 때를 놓치지 말아야 한다. 우선 아침 공복에 미지근한 물을 한 잔 마시고 한 템포 쉬었다가 식사 후 30분이나 1시간 지난 상태에서 또 물을 마신다. 평소에도 물병을 들고 다니고 운동하기 전과 후에도 나눠 마시면 하루에 2리터 정도의 물을 충분히 마실 수 있다. 식사와 함께 마시는 물은 되도록 피하는 것이 좋다.

저탄고지 + 간헐적 단식 = 다이어트 효과 업!

다이어트에도 시너지 효과라는 것이 있다. 저탄고지 다이어트와 간헐적 단식은 함께하면 그 효과가 배가 되는 좋은 방법이다.

비만이면서 당뇨를 앓거나 당뇨 전단계의 높은 혈당을 유지할 때는 저탄고지를 하거나 식사량을 줄인다고 해도 인슐린 저항성을 완전히 개선하기가 어렵다. 지방 대사를 원활히 하기 위해 인슐린 수치를 떨어트리려야 하는데 하루 종일 인슐린 수치가 올라가 있는 경우가 대부분이다. 이런 상태에서는 인슐린 저항성에 의해 더 먹게 되고 더 많이 저장하는 비만 사이클에서 벗어나기 어렵다. 이때 저탄고지 다이어트와 간헐적 단식을 함께하면 인슐린 저항성을 더 효과적으로 개선할 수 있다.

2017년 캐나다의 토론토 아동병원과 토론토 대학의 공동연구(『셀 리서치』 2017년 10월 온라인 판 게재)에서도 '공복시간을 늘리는 것'으로 고지방 식이에 따른 비만과 당뇨와 같은 대사 장애를 예방(혹은 치료)할 수 있다는 것을 규명했다. 연구팀은 2일 섭취, 1일 단식 주기의 반복을 통해 총칼로리 섭취의 감소 없이 공복 시간을 늘렸다. 그리고 간헐적 단식 주기를 고지방 식이와 함께 약 4개월 정도 반복했을 때 간헐적 단식군은 대사성 질환이 나타나지 않고 정상에 가까운 상태가 되었다. 자율식이군은 비만, 당뇨, 지방간과 같은 대사성 질환이 나타난 것과 대조되는 결과였다.

단식을 하면 기초대사량이 떨어지고 체력적으로도 문제가 된다고 하지만 짧은 기간의 단식에서는 기초대사량이 떨어지지 않는다. 24시간 이내로 짧게 단식을 하면 단식 초반에 분비되는 아드레날린이 기초대사량이 떨어지는 것을 막고 지방 대사도 최고로 활성화된다.

다이어트에도 시너지 효과라는 것이 있다. 저탄고지 다이어트와 간헐적 단식은 함께 하면 그 효과가 배가 되는 좋은 방법이다. 16시간 공복을 유지하고 8시간 안에 음식을 섭취하는 것도 좋다. 단, 음식 선택은 중요하다.

인슐린이 낮은 수준으로 떨어지면 지방을 분해해서 에너지원으로 사용하기 시작해 다이어트 효과도 나타난다.

일반적으로 인슐린은 근육단백 합성에도 작용하기 때문에 인슐린이 분비되지 않으면 근육 속 단백질도 분해되어 빠져나간다. 하지만 인슐린 수치가 계속 낮게 유지되면 우리 몸은 근육 손실을 막기 위해 간에서 지방산을 쪼개 '케톤'을 만들어 에너지원으로 활용한다. 따라서 근육에서 단백질이 빠져나가는 것도 막을 수 있다.

간헐적 단식은 지방에 축적되어 있던 지방을 연소하고 배출시켜 디톡스 효과도 나타낸다. 단식 중에는 최소한의 에너지만 섭취하기 때문에 체지방 분해를 촉진해서 혈당을 올리는 호르몬인 글루카곤이 활발하게 활동한다. 축적된 체지방이 에너지로 쓰이면 혈당은 안정화된다.

"그렇다면 일반 단식을 하는 것이 더 효과적이지 않을까요?"

간헐적 단식에 대한 설명 뒤에 흔히 따라오는 질문이다. 나의 대답은 이렇다. 단식이 효과를 발휘하기 위해서는 '간헐적'이어야 한다.

혈당 수치의 감소와 체지방 분해 같은 효과는 단식 후 16~24시간 사이에 활발히 일어나고 24시간 이후로는 큰 변화가 없다. 24시간 이상 단식을 한다고 해서 무한정 효과가 증가되는 것이 아니다. 일상 생활도 문제가 없어야 하기 때문에 최대 24시간으로 한정한다.

간헐적 단식은 비만 치료 외에 장수에도 영향을 미친다. 『타임』지가 선정한 영향력 있는 건강 전문가 50인에 선정된 미국 남캘리포니아USC 대학의 발터 롱고Valter Longo 박사는 장수와 질병의 예방법으로 단식 모방 다이어트(FMD 식단, Fasting Mimicking Diet)*를 추천했다. 롱고 박사는 단기간의 금식이 상처 치유 유전자를 작동시킨다는 사실을 밝혀내고 노화 방지나 질병 억제 효과도 있다고 주장했다. 그리고 쥐 실험을 통해 간헐적 단식이 체중 감소, IGF-1Insulin-like growth factor-1 수치 감소, 비만, 당뇨의 위험 감소, 암 예방의 효과가 있음을 확인했다. IGF-1은 성장에 관련된 호르몬으로 성장기에 이 호르몬이 부족하면 성장에 문제가 생길 수 있다. 성인기에 다량 분비되면 노화가 빠르게 일어나기도 한다. 간헐적 단식을 하면 IGF-1 수치가 낮아져 노화를 방지하는 효과가 생긴다고 한다.

---

* FMD 식단은 음식을 먹어도 효과가 나는 식단으로 기본적으로 5일 치 식단으로 구성되어 있다.

10

다이어트는
'유지'가 중요합니다!

술은 다이어트의 적이다

다이어트를 하는 사람이라면 암묵적으로 누구나 알고 있는 금기 식품이 있다. 바로 술이다. 술의 칼로리에 대해서는 여러 가지로 설왕설래가 많았지만 술은 그 모든 변론에도 불구하고 어쨌든 금기 식품이다.

술은 알코올로 1그램당 7칼로리의 에너지를 가지고 있지만 그 자체만으로 살을 찌우지는 않는다. 우리 몸은 술을 '독'으로 인식하기 때문에 독을 해독하기 위해 많은 에너지를 사용한다. 그게 술이 우리 몸에 쏟아 붓는 에너지와 비슷하다. 하지만 술은 과도한 안주와 함께하게 마련이고 대사 장애 등으로 우리 몸을 살찌게 한다.

알코올은 우리 몸에서 지방과 비슷하게 대사가 이루어진다. 간에서 유기산으로 분해된 후 지방을 연소하는 회로에 들어가는데 이때 1그램당 7칼로리 정도를 발산한다. 하지만 상당량의 열량은 대사 자체와 반의로 소모되기 때문에 신체 쓸 수 있는 열량은 얼마 되지 않는다. 알코올은 몸에서는 최우선으로 없애야 하는 독극물이기 때문

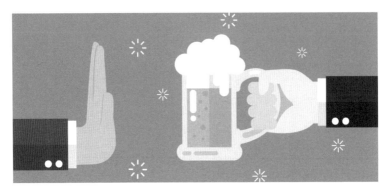

술을 많이 마시면 해독을 위해 탄수화물을 다 써버리고 허기를 채우기 위해 다시 탄수화물을 찾게 된다. 이런 원리로 알코올은 체지방을 늘리는 데 일조한다.

에 직접 지방이 되지는 않는 것이다.

술은 1차적으로 간에서 분해 과정을 거치며 아세트알데히드라는 물질로 바뀐다. 아세트알데히드는 숙취를 일으키는 물질로 독성이 강해 두통과 구역질을 일으킨다. 아세트알데히드가 충분히 분해되지 않고 몸에 남으면 숙취가 오래 지속된다. 간은 다시 효소를 사용해 아세트알데히드를 아세트산과 수소로 바꿔 혈액 속으로 내보낸다. 아세트산과 수소는 최종적으로 탄산가스와 물이 되어 몸 밖으로 배출된다. 그런데 효소도 능력의 한계가 있다. 몸무게 60킬로그램인 사람은 1시간에 아세트알데히드를 7그램 정도밖에 분해하지 못한다. 처리 능력을 넘어선 알코올이 들어오면 또 다른 해독 전문 효소군이 알코올의 분해를 돕는다. 그래서 술을 자주 마시면 이 해독 전문 효소군이 증가한다.

한편 아세트알데히드가 아세트산이 될 때는 NADH가 만들어진다. NADH가 많아지면 우리 몸은 현재 쓸 수 있는 에너지가 적어졌다고 착각해서 포도당의 결합체인 글리코겐을 빼서 쓰게 된다. 글리코겐은 비상금으로 꺼내 쓸 수 있는 당분이라 양이 많지 않다. 술을 마시면 알코올 분해로 인해 글리코겐이 평소보다 더 빠르게 없어진다. 이때 몸은 공복감을 느낀다. 에너지가 적어졌다고 착각한 간은 평소보다 지방을 최대 15배 정도 더 만들고 몸에 있는 지방을 아껴 쓴다. 이리하여 적게 쓰고 많이 만들어진 지방은 몸에 쌓인다. 여기서 "술을 많이 마시면 지방간이 생긴다."라는 이야기가 성립되는 것이다. 이때는 간뿐만 아니라 전체적으로 지방이 붙는다.

술을 많이 마시면 해독을 위해 탄수화물을 다 써버리고 허기를 채우기 위해 다시 탄수화물을 찾게 된다. 이런 원리로 알코올은 체지방을 늘리는 데 일조한다. 술을 마신 다음날 섭취 칼로리가 30%로 늘었다는 연구결과도 있다.

술과 함께 먹은 안주도 다이어트에는 치명적이다. 세포에는 에너지 대사를 돌릴 수 있는 수준이라는 것이 있다. 칼로리가 많이 들어오면 모두 에너지가 되지 않는다. 일단은 체지방으로 저장을 하고 급하게 저장된 지방은 중성지방으로 복부에 쌓인다. 다이어트는 물 건너가는 것이다. 그래도 그나마 내가 허용하는 술은 와인 한 잔이다. 와인 한 잔 정도는 혈액순환에도 도움이 되고 레스베라트롤resveratrol* 이 들어 있어서 징수에도 도움이 된다.

생체시계를 되돌리는 '장 건강 식단'에 주목하자

최근 들어 장 건강에 대한 여러 가지 정보가 쏟아져 나오고 있다.

---

* 폴리페놀의 일종. 포도, 오디, 라스베리, 크렌베리 등의 식물에서 발견된다. 항암 및 항산화 작용을 하며 혈청 콜레스테롤을 낮춰준다.

'행복 호르몬'이라고도 불리며 감정을 조절하는 세로토닌의 80%가 장에서 만들어진다는 것은 익히 알려진 사실이다. 거기에 뇌와 장이 연결돼 있다거나 장 점막이 헐거워지면 장 누수 증후군이 생긴다는 이야기는 이미 상식이 되었다.

그런데 다이어트를 하는 이들 중에는 '장은 무쇠 튼튼'이라고 생각하는 이들이 많다. 구강에서 식도, 위, 십이지장에서 소장, 대장, 항문으로 이어지는 소화기관인 장은 엄밀히 말해 우리 몸의 밖이다. 음식을 잘못 먹으면 피부에 상처가 나듯 장도 상처를 입는다. 피부만큼 장도 보호와 관리가 필요하다는 말이다.

몸의 건강을 관장하는 면역세포의 80%도 장 점막에 존재한다. 늘어난 유해균이 독소를 만들어 면역세포가 활동하지 못하면 과민성대장증후군, 궤양성대장염 등 염증성 장질환을 일으키거나 아토피 같은 자가면역질환이 생길 수 있고 세로토닌과 도파민의 분비를 방해해 우울증, 치매, 파킨슨병까지 생길 수 있다. 따라서 장 건강을 위해서는 좋은 균이 살 수 있는 환경을 만들어주어야 한다.

장에는 여러 종류의 세균총이 살고 있다. 아주 정상적인 장에도 세균이 살고 있다. 이 세균들은 주로 체내에 흡수된 탄수화물을 분해해 먹이로 쓴다. 그런데 탄수화물의 분해 산물이 어떤 역할을 하느냐에 따라 몸에 좋은 유익균, 영향력이 적은 중간균, 몸에 해를 끼치는 유해균으로 나뉜다. 유해균은 독소를 만들어 염증을 증가시키고 음식물을 이동시키는 연동 운동을 감소시켜 장내 환경을 나쁘게 만든다. 장에 음식물이 오래 고여 있으면 가스가 차고 변비가 생기고 소화흡수에도 악영향을 끼친다.

유해균의 주요 먹이는 바로 정제당인데 설탕과 밀가루가 정제당의 주범이다. 즐겨 먹는 빵, 떡, 튀김류 등은 나쁜 세균총들의 먹이가 돼서 장내 세균총의 밸런스를 무너트린다. 소화불량과 잦은 설사 등 장 트러블을 일으키는 주범도 나쁜 탄수화물이다. 장 속 유익균 수를 늘리기 위해서는 나쁜 탄수화물을 줄여야 한

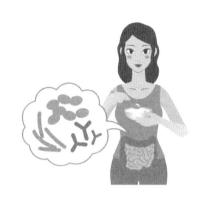

유익균인 프로바이오틱스를 직접 먹어주는 것도 도움이 된다.

다. 정제당만 줄여도 장 운동과 배변활동이 원활해져 독소가 쌓이는 것을 예방할 수 있다. 유익균인 프로바이오틱스를 직접 먹어주는 것도 도움이 된다.

우리는 태어나면서 모체의 산도에 살고 있는 유익균을 먹거나 모유 섭취를 통해 자연스럽게 장 속에 프로바이오틱스를 키워왔다. 프로바이오틱스는 장 속 환경을 산성으로 만드는 유해균을 없애고 유익균의 수를 늘리는 데 도움이 된다. 대표적인 프로바이오틱스는 락토바실루스, 비피도박테리움, 락토코쿠스, 엔테로코쿠스, 스트렙토코쿠스가 있다. 프로바이오틱스 제품을 고를 때는 10억~100억 마리 정도가 들어 있는 제품을 추천하는데 위산과 담즙에 녹지 않고 장까지 도달할 수 있는 코팅 처리 제품을 고려하기도 한다.

요요를 부르지 않는 마무리가 필요하다

다이어트의 완성은 언제인가? 대부분의 사람들이 "원하는 몸무게

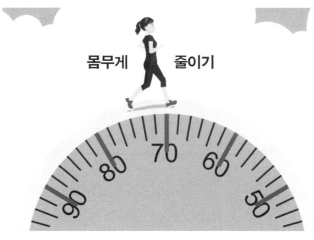

몸무게 줄이기

몸이 몸무게의 세트 포인트를 재정립하는 데 걸리는 기간은 최소 3개월 정도로 보인다. 6개월에서 길게는 1~2년 정도 지나야 안정기라 할 수 있다. 따라서 원하는 몸무게에 도달한 후에도 상당히 오랜 기간 다이어트 습관을 유지해야 한다.

가 되었을 때."라고 이야기한다. 하지만 개인적으로 나는 "원하는 몸무게가 유지될 때."라고 생각한다. 다이어트의 완성은 '도달'이 아니라 '유지'라는 점을 강조하고 싶다.

원하는 체중 감량을 끝낸 후 몸은 어떤 상태일까? 어떤 형태로든 칼로리를 줄였다면 기초대사량은 떨어져 있을 것이다. 운동을 계속했다면 보다 단단한 몸이 되었겠지만 평상시보다 과하게 운동을 해서 피곤이 누적됐을 수도 있다. 이 몸을 건강하게 유지하기 위해서는 마무리 단계가 필요하다.

인간은 뱀이나 개구리와 달리 온도가 일정한 항온 동물이다. 그래서 인간의 몸은 '항상성'을 중요하게 여긴다. 바로 '세트 포인트' 이론이다. 우리 몸은 시상하부에서 체온의 세트 포인트를 유지하듯이 체중에도 정해진 세트 포인트가 있다는 내용이다. 세트 포인트 이론에 따르면 체중도 체온처럼 일정한 값이 정해져 있어서 급격한 변화 뒤에는 기존의 값으로 돌아가려 한다. 인체가 생리적으로 원상복구를 하려고 하면 체중은 원래 자리로 돌아가고 이것이 우리가 부르는 '요요'로 나타난다.

하지만 다행스럽게도 지금은 세트 포인트가 있다는 것과 함께 "세트 포인트가 변한다"는 것도 정설로 받아들여지고 있다. 몸의 세트 포인트는 대부분 습관에 의존한다. 몸이 일찍 자고 일찍 일어나게 세팅돼 있어도 늦게 자고 늦게 일어나기를 반복하면 세트 포인트도 변한다. 매번 같은 시간에 같은 활동을 계속하다 보면 몸은 자신의 리듬을 재구성하게 된다.

개인적으로 경험해본 결과 몸이 몸무게의 세트 포인트를 재정립하는 데 걸리는 기간은 최소 3개월 정도로 보인다. 6개월에서 길게는 1~2년 정도 지나야 안정기라 할 수 있다. 따라서 원하는 몸무게에 도달한 후에도 상당히 오랜 기간 다이어트 습관을 유지해야 한다.

운동 전문가들은 다이어트 이후 1~2킬로그램 정도 체중이 느는 것은 자연스럽다고 한다. 다이어트 중에는 몸속 포도당을 축적하는 글리코겐이 대부분 사라지는데 일상적인 식단으로 돌아오면 기아 상태에서 벗어난 몸이 글리코겐을 다시 채우기 때문이다. 글리코겐은 자신의 몸의 3배에 해당하는 물과 함께 축적되기 때문에 300그램만 늘어도 체중은 1.2킬로그램이 늘게 된다.

다이어트 이후 체중을 유지하기 위해서는 다이어트로 뺀 몸무게에서 1~2킬로그램 증가한 상태로 반년 이상 몸무게를 유지해야 한다. 그러니 식이조절과 운동을 꾸준히 하는 것이 좋다. 줄어든 체중을 유지할 수 있다면 건강한 몸과 좋은 컨디션도 유지할 수 있을 것이다.

2장

안티에이징,
근육 저축이
중요하다

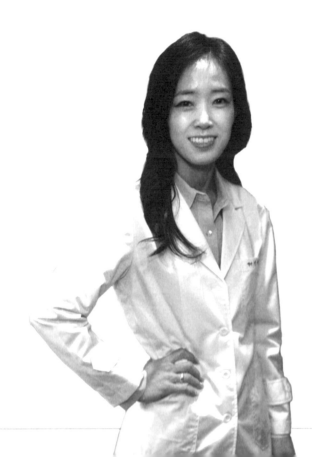

운동은 삶의 질을 바꾼다. 나는 현재 근육을 키운 보람을 톡톡히 보고 있고 좀 더 일찍 근력 운동을 시작하지 못한 것이 아쉬울 뿐이다. 근육량은 건강의 바로 미터이다. 건강할 때 근력 운동을 열심히 해 몸 곳곳에 근육을 비축해둔다면 설령 병에 걸리더라도 회복이 빠르다. 건강할 때 해둔 근육 저축은 노후의 건강한 삶에 대한 보험이라 하겠다.

1

나이 들수록 몸은
더욱 바빠져야 합니다!

젊음과 건강 그리고 최고의 컨디션을 원한다고?

다이어트에 운동이 꼭 포함되는 이유는 무엇일까? 운동 제1의 목적은 에너지를 더 많이 소모해서 체중을 빼는 것일까? 아니다. 운동의 목적은 단순히 에너지 소모를 늘리는 것이 아니다. 스트레스를 낮추고 활력을 불어 넣어 다이어트 중에도 건강과 젊음 그리고 최고의 컨디션을 유지하게 하는 것, 그것이 진정한 운동의 목적이자 효과이다.

"피트니스 클럽은 건강 증진을 위한 곳이지 살을 빼기 위한 곳은 아닙니다."

실제 이 말은 내가 운동을 다니면서 늘 듣던 이야기다. 살을 빼기 위해서는 식이조절을 해야 하고 예쁘고 건강한 몸을 바란다면 운동을 해야 한다고 말이다.

2009년 『타임』지에 실린 한 기사의 제목도 '운동만으로 당신은 날씬해질 수 없다'였다. 운동을 하면 식욕이 더 자극되고 보상심리로

도넛 같은 음식을 먹기 때문에 운동만으로는 체중 감량에 성공할 수 없다는 내용이다. 실제로 밥 한 공기를 태워 없애기 위해서는 1만 보를 걸어야 하고 1킬로그램의 살을 빼려면 윗몸일으키기 50만 번을 해야 한다. 따라서 밥 잘 먹고 운동 열심히 하면 우리는 '건강한 돼지'가 될 뿐이다.

유산소 운동을 시작해서 하루에 소비하는 칼로리를 300칼로리 늘려도 도중에 운동을 그만두면 바로 원점으로 돌아간다. 칼로리 소모를 늘려 살을 빼고자 한다면 처음부터 1,600칼로리(성인 여성이 하루에 필요한 평균 섭취 열량) 이하인 음식을 섭취하는 것이 더 효과적이다. 운동을 시작할 때는 과도한 욕심은 내려놓아야 한다. 대신 젊음과 건강 그리고 최고의 컨디션에 집중하는 것이 좋다. 운동에 대해 잘 알면 알수록 이 세 가지 모두를 실현하기가 수월해진다.

그렇다면 다이어트 중 운동은 우리 몸에 어떤 영향을 미칠까? 가장 먼저 다이어트 관련 호르몬의 분비를 원활하게 해준다. 운동 중에는 스트레스 호르몬인 코르티솔 수치가 낮아지고 성장 호르몬 분비가 활발해져 근육을 지킨다. 그리고 인슐린 저항성과 렙틴 저항성을 회복시켜 다이어트에 도움을 준다. 숙면을 이루도록 해 체질도 바꾸어준다. 이 과정에서 최고의 컨디션을 유지하게 해주는 것이다.

한 번은 심각한 표정의 남성 지인이 찾아와 다이어트 상담을 한 적이 있다. 그분을 알고 지낸 10여 년간 한 번도 그분이 표준 체중인 것을 본 적이 없었다. 그런데도 그분은 한 번도 다이어트의 '다' 자도 꺼낸 적이 없었다. 원체 먹는 것을 좋아했고 90킬로그램이 넘는 체중임에도 건강상 이상은 없었다. 평생 걱정이라고는 없는 사람처럼 잘 먹고 잘살고 있었다. 그런데 그날 지인의 표정은 굉장히 비장했다.

"꼭 살을 뺐으면 하는데요."

30분 정도 이야기를 들은 후에 나는 왜 그분이 살을 빼고 싶어하는지를 알게 됐고 굉장히 적극적으로 도와드리고 싶은 마음이 들었다. 지인이 다이어트 결심을 하게 된 것은 '큰아버지의 장례식' 때문이었다. 큰아버지가 돌아가신 그 자체가 문제가 아니라 '장례식'이 문제였다.

요즘 상복은 기성복이 대부분이다. 길어야 5일을 입으니 보통 장례식장에서 빌려 입는다. 그런데 지인은 맞는 상복을 찾을 수 없었다. 90킬로그램 체중이다 보니 허리가 40인치에 가까웠다. 2박 3일간 허리가 맞지 않는 상복을 입고 몸과 마음이 불편한 시간을 보냈다고 한다.

나는 탄수화물을 줄이는 식사와 건강기능식품, 영양제, 그리고 규칙적인 운동을 권해드렸다. 처음부터 과도하게 식사량을 줄이는 것은 너무 힘들기 때문에 먹는 시간을 제한하는 간헐적 단식도 병행하도록 했다. 지인은 독하게 야식과 술을 끊고 몇 주 만에 5킬로그램을 감량했다. 그리고 몇 달 후에는 정상 체중인 70킬로그램대 초반에 안착할 수 있었다. 이후 지인에게 그동안 좋았던 점과 어려웠던 점을 물어보았는데 내 예상과는 조금 다른 답변이 나왔다.

"처음에는 먹는 것 때문에 너무 힘이 들었는데요. 조금씩 살이 빠지니까 견딜 만하더라고요. 좋았던 점은 운동이었습니다. 땀을 한 번 흘리고 나면 몸도 상쾌해지고 건강해지는 느낌이 팍팍 오더라고요. 그래서 운동은 앞으로도 쭉 계속 해보려고요."

나는 지인을 보면서 운동이 지닌 매력을 다시 한 번 느끼게 되었다. 확실한 동기부여와 성취감 그리고 스트레스 해소 등 다양한 효과

덕분에 나 역시 운동을 끊지 못하고 있다.

왜 남성은 복부비만이고 여성은 하체비만일까?

우리 몸에는 650개가 넘는 근육이 있다. 근육의 비중은 30세를 기준으로 남성은 체중의 40~45%이고 여성은 35~40%이다. 그런데 나이가 들면 근육이 줄고 그 자리를 지방이 채우게 된다. 대체로 30세에 근육량이 최고조를 이룬다. 이후 차츰 줄어들어 70세가 되면 30세 근육의 3분의 2밖에 남지 않는다.

근력 운동으로 근육을 단련하지 않으면 10년마다 근육량이 5%씩 감소해서 35세 이후 여성은 10년마다 0.9킬로그램, 남성은 1.4킬로그램씩 근육이 사라진다. 70세가 되면 허벅지 근육이 30세의 절반으로 줄어든다. 30세에 한 다리로 버티던 것을 70세가 되면 양쪽 다리로 버텨야 하는 셈이다. 근육이 줄면 기초대사량도 줄어든다. 근육은 에너지를 연소하는 보일러 역할을 하는데 나이가 들면 보일러의 효율이 줄면서 남은 에너지는 족족 체지방으로 쌓인다. 그렇게 붙은 군살이 우리를 나이 들고 병들게 하는 것이다.

여성들 중에 하체비만이 많은 것은 여성의 지방세포와도 관련이 있다. 지방세포의 표면에는 지방이 드나드는 문이 있고 옆으로는 알파2 수용체와 베타 수용체가 붙어 있다. 알파2 수용체에 작용하면 지방은 지방세포에 들어와 쌓이고 베타 수용체가 작용하면 지방세포 밖으로 방출돼 에너지원으로 쓰인다. 그런데 여성의 하체에는 상체보다 지방을 축적하는 알파2 수용체가 훨씬 많다.

사춘기 이후 여성에게는 엉덩이와 허벅지 피하지방이 늘어난다.

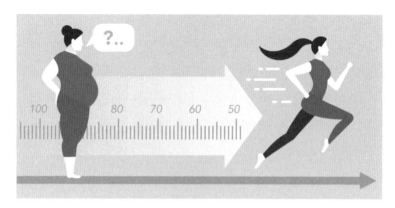

근육이 줄면 기초대사량도 줄어든다. 근육은 에너지를 연소하는 보일러 역할을 하는데 나이가 들면 보일러의 효율이 줄면서 남은 에너지는 족족 제지방으로 쌓인다. 그렇게 붙은 군살이 우리를 나이 들고 병들게 하는 것이다.

여성의 난소에서 나오는 프로게스테론이라는 호르몬이 하체의 지방 분해를 억제하는 역할을 하기 때문에 사춘기가 되면 여성은 엉덩이가 발달한다. 반대로 상체는 살이 덜 찌게 되는데 지방을 분해하는 효소인 리파아제의 활동을 촉진해 지방이 쌓이지 않도록 하기 때문이다. 그러다 폐경기가 되면 프로게스테론의 분비가 줄면서 하체보다는 복부에 지방이 집중된다.

나이가 들어 군살이 붙는 부위는 성별에 따라 차이가 있다. 기본적으로 여성의 몸은 남성보다 체지방을 많이 축적할 수 있다. 실제 같은 체중의 여성은 남성보다 평균 1.5배 많은 체지방을 보유하고 있다. 그중에서도 여성은 피하지방으로 지방이 많이 쌓이고 남성은 내장에 많이 쌓인다. 여성은 전신의 피하지방이 두꺼워지는 데 비해 남성은 배둘레햄을 중심으로 살이 찐다. 남성은 배와 상체가 중심이고 여성은 허벅지, 배, 엉덩이 중심으로 지방을 쌓는 것이다.

군살이 우리를 늙고 나이 들고 병들게 한다

나이가 들면 체지방량은 계속 증가한다. 사춘기 남성의 체지방은 6킬로그램이고 여성은 7킬로그램 정도지만 중년의 경우 사춘기의 두 배가량이 된다. 체지방이 많이 불어 남성은 10킬로그램, 여성은 12킬로그램까지 늘어난다. 60세 이후 남성은 15킬로그램, 여성도 17킬로그램까지 증가한다.

체지방이 늘어나면 우리 몸에는 어떤 변화가 생길까? 먼저 지방세포가 커지면 신진대사가 느려져 신체의 균형이 무너진다. 근육이 빠지고 군살이 붙을수록 몸은 지방을 더 안 쓰는 몸으로 바뀐다. 근육은 에너지를 많이 소비하는 조직인데 근육이 줄면서 기초대사량이 낮아져 지방이 더 잘 붙는 몸으로 바뀌는 것이다.

군살이 많아지면 허리뼈와 근육에 무리가 가서 통증을 쉽게 일으킨다. 무거운 체중을 버티는 무릎 관절에도 무리가 가서 관절염이 찾아오거나 악화되는 경우가 종종 있다. 관절염은 심각한 통증을 일으켜 비만 환자가 '움직이는 것'을 더욱 힘들게 한다. 통증 때문에 운동을 못하고 운동을 못하니 살이 더 잘 찌는 상황이 된다.

나잇살이라고 하는 군살은 몸 전체에 붙는다. 볼록한 아랫배뿐만 아니라 옆구리, 팔 아래, 허벅지 바깥에 군살이 붙으면 쉽게 빠지지 않는다. 거기에 여러 가지 질병이 찾아오면 자고 일어난 아침에도 개운하지 않고 하루 종일 찌뿌드드한 상태가 유지된다. 몸은 비만으로 인한 피해를 고스란히 받는다. 비만은 순환기, 호흡기, 간 기능, 당 대사, 지질 대사, 내분비 계통, 뼈와 관절에까지 영향을 미친다.

고혈압은 비만이 부르는 가장 흔한 질병이다. 우리 신체는 혈액을 구석구석까지 보내야 한다. 그런데 살이 찌면 혈관을 더 만들어야 하

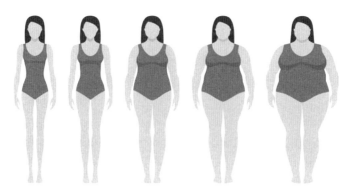

니잇살이라고 하는 군살은 몸 전체에 붙는다. 볼록한 아랫배뿐만 아니라 옆구리, 팔 아래, 허벅지 바깥에 군살이 붙으면 쉽게 빠지지 않는다.

고 혈액도 더 많이 흘려보내야 한다. 더 멀리 보내기 위해 강한 압력으로 밀어보낼 수밖에 없다. 자칫 혈관이 좁아지거나 혈관에 염증반응에 의한 이물질이 생기면 협심증, 심근경색, 동맥경화가 찾아올 수 있다.

고도 비만이 되면 목 주위에 지방이 붙어서 목을 뒤로 젖힐 때 기도가 압박되기도 한다. 수면 시 코를 심하게 골고 종종 멎기도 하는데 산소 부족으로 숙면을 취하기도 어렵다. 무호흡증도 문제지만 비만으로 편도선이 붓거나 편도선 비대증에 걸리면 호흡장애까지 일어날 수 있다. 살이 찌면 간에도 지방이 쌓이고 비대해져 크게 부풀게 된다. 지방간은 크게 증상이 나타나지 않기 때문에 간암이나 간경변 이후에나 진단되기도 한다. 간을 회복시키지 않으면 온몸 대사가 영향을 받게 된다.

또한 당뇨와 고지혈증은 비만과 떼려야 뗄 수 없는 질병이다. 혈중 당분이 지나치게 높으면 부작용으로 신장장애와 시력장애 등 신체 모든 기관이 악영향을 받게 된다. 고지혈증으로 인한 합병증을 막기

인슐린 작용

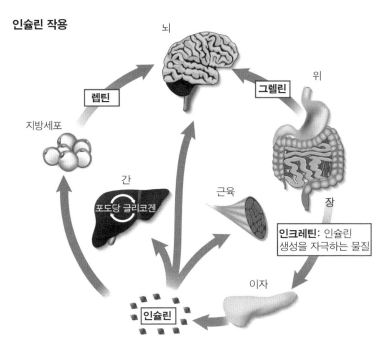

비만은 호르몬에도 이상을 가져온다.

위해서라도 몸속 염증을 줄이는 과정이 필요하다. 염증 생성의 주요 성분인 당 성분을 줄이는 것은 효과적인 예방법이다.

비만은 호르몬에도 이상을 가져온다. 비만이 되면 지방 분해 작용을 하는 성장 호르몬의 분비량이 줄어드는데 비만이 더 심해질 수 있다. 높은 인슐린 수치를 낮추어 호르몬 이상을 바로잡는 것도 중요하다. 나이가 들어 늘어나는 군살을 줄이는 가장 효과적인 치료법은 운동이다. 나이가 들수록 더 움직여야 한다. 운동은 기초대사량을 늘려 군살이 덜 붙게 하고 쌓이기 시작하는 체지방을 효과적으로 줄여준다. 운동을 하지 않아 군살 관리에 실패하면 늙고 병드는 노화 과정에 가속도가 붙게 된다.

2

'근육 저축'은 빠르면
빠를수록 좋습니다!

운동을 잘하게 하는 식이는 따로 있다

운동 식이를 말한다면 예전에는 '근육을 키우기 위해서는 단백질 섭취가 필요하다.'라는 내용이 주를 이뤘다. 하지만 최근 들어 근육 성장과 피로 회복을 위해서 단백질과 함께 적절한 탄수화물 섭취도 필요하다는 것이 밝혀졌다. 따라서 운동을 잘하게 하는 식이를 한 줄로 정리하면 '운동 전에는 가볍게 탄수화물을 섭취하고 운동 후에는 단백질 위주로 먹는다.'라는 것이다.

운동은 달리 보면 칼로리가 많이 들어가는 고강도 육체노동이다. 에너지가 없으면 운동을 제대로 하기 어렵다. 운동 전에는 에너지를 잘 낼 수 있는 탄수화물을 조금 섭취해주고 운동 중이나 후에는 단백질 위주로 먹는다. 이때 섭취한 단백질은 운동으로 손상된 근육 조직을 회복시켜 주고 근육의 신생을 돕는다. 실제 보디빌더들은 운동 후 2시간을 넘기지 않고 근육 재건을 위한 아미노산과 단백질 식품을 충분히 먹어준다.

하지만 운동을 한다고 해서 과식을 할 필요는 없다. 우리 인체가 하루 동안 사용하는 기초대사량 중에서 운동에 의한 것은 크지 않다. 총 에너지의 60~70%가 체온유지, 호흡, 심장박동 등 기초적인 생명 활동을 위해 쓰인다. 운동으로 쓰이는 것은 기초대사량의 20% 내외다. 그리고 체중이 빠지면 기초대사량도 당연히 줄어든다. 기초대사량이 줄어든 만큼 덜 먹는 것이 합리적인 계산법이다.

유산소 운동을 주로 한다면 운동 후에는 더더욱 탄수화물을 적게 먹고 칼로리도 낮은 음식을 먹는 것이 좋다. 몸은 원래 상태를 회복하려는 항상성을 가지고 있기 때문에 줄어든 칼로리를 채워서 세트 포인트로 돌아가려고 한다. 운동은 칼로리를 많이 소모하는 활동이기 때문에 이를 보충하기 위해 고탄수화물 식이가 당길 수 있다. 하지만 이때 탄수화물을 먹으면 운동으로 태웠던 지방이 고스란히 복구된다. 탄수화물의 섭취를 줄여야 이전으로 복구되는 것을 막을 수 있다.

부족한 칼로리는 단백질로 채울 것을 권한다. 운동은 근육이 하는 것이다. 운동을 많이 하면 근육이 자극을 받고 손상될 수 있다. 이때 단백질이나 아미노산을 섭취하면 저항성 근육의 단백질 합성이 촉진돼 근육 회복이 빨라지고 더 많은 근육이 만들어질 수 있다. 단백질의 기본 구성단위인 필수 아미노산은 체내에서 합성되지 않기 때문에 음식으로 먹어주어야 한다. 근육 운동을 주로 한다면 운동 후 30분 내에 단백질과 아미노산을 보충해주는 것이 좋다.

운동러를 위한 영양제 레시피는 따로 있다

운동을 하면 에너지가 소모된다. 단순히 탄수화물이나 지방만 사용되는 것이 아니다. 몸속 미량 영양소도 같이 사용된다. 미량 영양소가 부족하면 에너지 발산이 힘들어 운동이 더 고역이 될 수 있다. 반대로 미량 영양소가 풍부하면 에너지 발산이 잘돼서 운동 효과가 배가된다. 필수영양소를 챙겨 먹으면 살도 잘 빠지고 더 건강하고 젊어질 수 있다. 비타민C, 코엔자임Q10, 철분제 등을 추천하고 되도록 멀티비타민과 미네랄은 기본으로 먹도록 권한다.

운동하는 사람들이 가장 걱정하는 것이 '활성산소'다. 우리 몸은 호흡을 위해 산소를 사용할 수밖에 없지만 산소를 사용하고 남은 찌꺼기들 때문에 '노화'를 겪을 수밖에 없다. 운동은 평상시보다 산소를 더 많이 사용하기 때문에 활성산소가 더 많이 나온다. 비타민C는 활성산소를 없애주는 대표적인 영양제다. 하루 400밀리그램을 복용하면 근육통을 줄이고 운동 후 회복 시간도 단축시킬 수 있다. 비타민C는 콜라겐 합성에도 관여하기 때문에 얼굴이나 관절의 미세한 손상도 회복시켜 준다.

우리가 피부영양제로 알고 있는 코엔자임Q10은 운동에도 필요하다. 코엔자임Q10은 사실 에너지 생성의 최전선에 있는 영양소다. 에너지를 사용하고 회복하는 과정에서도 빼놓을 수 없다. 또한 코엔자임Q10은 항산화제로도 작용하고 심장 기능도 돕기 때문에 운동을 좋아하는 이들에게는 꼭 필요한 영양소다.

운동을 하면 포도당이 대사되면서 산소가 많이 사용된다. 철분이 부족하면 산소를 운반하는 혈액 순환이 원활할 수 없다. 산소를 운반하는 일은 혈액의 헤모글로빈이 담당하는데 철분은 헤모글로빈을 만드는 분자 중 하나다.

단백질 보조식품은 모든 분들에게 필요한 것은 아니다. 운동 중 근육의 손상을 줄이고 회복에도 도움을 줄 수 있으므로 트레이닝 같은 강도 높은 운동을 지속하는 경우에 먹는 것을 추천한다. 반면 비타민과 미네랄은 운동을 하지 않는 모든 이들에게도 추천하는 영양제다. 미량영양소는 에너지 소비가 많을수록 결핍되기도 쉽다. 멀티비타민과 미네랄로 보충해주면 결핍 증상들을 예방할 수 있다.

관절을 많이 사용하는 운동을 오래 하는 경우에는 MSM이나 글루코사민을 추천한다. 사실 모든 운동은 관절을 사용하지만 골프나 야구처럼 관절 뒤틀림이 심한 운동이 있다. 이렇게 관절을 많이 쓰게 되면 관절이 쉽게 손상된다. 혈관이 닿지 않는 관절은 통증도 잘 일어나지 않지만, 한 번 망가지면 회복되지 않으니 건강할 때 지킬 수 있도록 미리미리 챙겨두는 것이 좋다.

하루라도 젊을 때인 지금 당장 운동을 시작하자

내가 '숨쉬기' 이외의 운동을 시작한 것은 30대 중반부터다. 이전에는 공부하고 아이들 키우고 살림하느라 내 몸이 어떻게 변해가는지 잘 몰랐다. 갑자기 찾아온 '허리 통증' 때문에 처음 근력 운동을 시작했다.

의사 선생님은 역시나 척추를 잡아주는 근육이 너무 없다며 기립근을 기르든지 복근을 만들라며 웨이트 트레이닝을 권했다. 그 말에 아픈 허리를 붙잡고 헬스장에 갔다. 몸에 딱 붙는 운동복을 입고 전신 거울 앞에 섰는데 그때 내 몸은 참 가관이었다. 예쁜 사과 같은 엉덩이는 고사하고 팬티 라인으로 받쳐진 납작한 엉덩이의 푹 퍼진 모양새가 볼품이 없었다. 엉덩이 라인은 두 겹으로 보였다. 속옷선 바깥으로 삐져나온 살 때문에 얼굴이 붉게 달아올랐다.

그런데 운동을 시작하고 많은 것이 달라졌다. 엉덩이에도 탄력이 붙었고 그러는 사이 허리 통증이 서서히 줄어들었다. 이후로는 병원을 다시 찾지 않게 되었다. 나는 근육을 키운 보람을 톡톡히 보고 있다. 좀 더 일찍 근력 운동을 시작했다면 하는 아쉬움이 들 정도다.

앞서 설명했듯 우리 몸은 갈수록 근육이 줄게 설계돼 있다. 심하면 해마다 1%씩 주는데 운동을 하지 않고 고탄수화물 음식을 계속해서 먹으면 감소폭이 커진다. 거기에 사고나 병으로 오래 누워서 생활한 경우 근육은 눈에 띄게 줄어든다. 근육 감소가 두드러지면 생명까지 위협을 받을 수 있다. 근감소증이 있는 환자는 평균 2년 8개월의 생명 단축과 합병증이 증가한다는 연구결과도 있다.

근육량은 건강의 바로미터다. 건강한 사람이라도 팔다리 근육이 줄면 당뇨병 발병 위험이 높아진다. 반면 건강할 때 근력 운동을 열심히 해 몸 곳곳에 근육을 비축해둔 환자는 아파도 회복이 빠르다. 건강할 때 해둔 근육 저축은 노후의 건강한 삶에 대한 보험이라 하겠다.

근육 저축은 빠르면 빠를수록 좋다. 근육은 곧 체력과도 연관이 된다. 특별한 이유 없이 40세쯤부터 체력이 떨어지는 것은 근육이 줄어든 때문이다. 운동을 하지 않고 근육 감소를 방치하면 50세를 기점으로 근육 감소가 눈에 띄게 늘어난다. 등과 복부, 엉덩이, 넓적다리가 늘어지는 것은 다 근육이 줄었기 때문이다.

체력이 떨어지면 우리 몸의 노화는 빠르게 진행되고 질병도 곳곳에 찾아온다. 오랫동안 사용하지 않으면 기능이 저하되고 위축될 수밖에 없다. 근육이 줄기 전부터 최대로 확보해두어야 노후를 안심한 수 있다. 한 살이라도 젊을 때, 아니 하루라도 젊을 때 운동을 시작하는 것이 최선이다.

병이 있다면 더더욱 운동이 필요하다

어르신들을 뵐 때면 "아파서 운동하기도 힘들어요."라는 이야기를 종종 듣는다. 당뇨나 고혈압으로 기운이 처지고 각종 질환으로 통증이 있으면 '운동 할 맛'이 안 난다는 이야기다. 하지만 병이 있다면 더욱 운동이 필요하다. 병이 운동을 하지 못하는 이유가 돼서는 안 된다.

"다이어트에는 병치레만한 것이 없다."라는 말이 있다. 병원에 입원을 하거나 오랜 시간 투병생활을 하면서 자연스럽게 살이 빠진 경험이 누구에게나 한두 번은 있을 것이다. 그러나 병치레 다이어트는 건강에 좋지 않다. 대부분 근육량이 감소해 체중이 준 것이기 때문이다. 이때는 오히려 운동을 통해 근육량을 늘려야 건강을 쉽게 회복할 수 있다.

그러나 병에 걸리면 무기력감이 찾아오고 자신감이 떨어져 운동할 마음을 먹기가 쉽지 않다. 그럼에도 운동을 하지 않는 상태를 오래 방치하면 투병기간이 길어지고 일상으로의 복귀도 더 어려워진다. 건강 회복을 위해서라도 상태에 맞는 적절한 운동을 해야 한다. 운동 강도는 일반인의 경우 최대심박의 60~70%이지만 환자의 경우는 40~60%로 설정하면 무리가 없다.

만일 수술을 받은 경우라면 수술 부위에 무리가 가지 않는 선에서 신체 밸런스를 유지해줄 수 있는 평형성 운동이나 하체 근력 운동을 하는 것이 좋다. 초기에는 근력이 많이 소비되는 동작은 피한다. 고혈압, 당뇨, 고지혈증 등 대사증후군이라면 더더욱 운동이 필요하다. 주의점만 확인하고 조심하면 운동을 통해 쉽게 건강을 회복할 수 있다.

고혈압 환자의 경우 과하게 운동을 하면 귀가 울리거나 손발이 떨리고 얼굴이 쉽게 빨개지는 증상이 나타날 수 있다. 혈압이 높은 상태에서 심혈관계 질환도 있을 수 있기 때문에 과한 근력 운동보다는 매일 꾸준히 할 수 있는 운동을 한다. 스트레칭, 계단 오르기, 30분 이상 걷기 등 유산소 운동을 추천한다. 유산소 운동에 적응이 된 상태에서 저강도 근력 운동을 해주면 체중 관리에도 스트레스 해소에도 도움이 된다. 다만 가슴이 답답하거나 숨이 심하게 가쁠 때 그리고 어지럽고 구토 증상이 있을 때, 가슴통증으로 이어질 때는 운동을 멈춰야 한다.

당뇨 환자는 운동 전 혈당을 확인하고 저혈당에 대비해 주스나 초콜릿 등 간식을 챙겨 다니는 것이 좋다. 혼자 하기보다는 함께하면 사고를 미연에 예방할 수 있다. 운동의 종류로는 걷기와 계단 오르기처럼 대근육을 사용하는 것이 좋다. 대근육은 혈당을 많이 사용하기 때문에 인슐린 저항성을 개선시키고 만성 합병증도 예방할 수 있다.

어떤 질환을 앓는 환자가 운동 계획을 세울 때는 신체의 제한 사항을 확인하고 치료 과정에도 영향이 없는 것으로 선택해야 한다. 안전하고 좋아하고 할 수 있는 운동을 하면 된다. 운동을 할 때 자각증상을 잘 살피면 질병 회복에도 좋은 결과를 얻을 수 있다.

3

되는 대로 하지 말고
제대로 운동합시다!

유산소 운동과 무산소 운동은 뭐가 다를까?

운동은 크게 유산소 운동과 무산소 운동(근력 운동)으로 나뉜다. 흔히 유산소 운동은 산소를 쓰는 운동이고 무산소 운동은 산소를 쓰지 않는 운동이라고 알려져 있는데 차이는 더 있다. 두 운동의 차이점을 알면 좀 더 효과적인 다이어트를 할 수 있다. 우리 몸은 에너지를 쓰는 상황에 따라서 에너지를 내는 시스템이 달라진다. 산소의 도움 없이 에너지를 내는 경우와 산소의 도움으로 에너지를 내는 경우로 구분한다.

단기에 큰 힘이 필요할 때 인체는 무산소로 에너지를 만들어낸다. 예를 들어 우리는 20리터짜리 생수통을 들어서 옮길 때, 기어를 중립에 둔 채 몸으로 차를 밀어야 할 때 갑자기 큰 힘을 쓰게 된다. 이때 우리는 숨을 참는다. 산소가 필요치 않은 경우다. 이 원리가 무산소 운동에도 그대로 적용된다. 그런데 인체는 무산소 운동을 오래할 수 없다. 우리는 일상생활을 할 때, 걷기나 달리기나 계단 오르기를 할 때 끊임없이 산소를 들이마신다. 이때는 산소를 호흡해 글리코겐 유산소 대사를 진행한다. 산소를 사용하면 오랜 기간 운동을 할 수 있지만 에너지 파워는 점차 줄어든다.

우리 몸의 에너지 생성 과정은 무산소 과정에서 유산소 과정으로 변화한다. 이를 시간 순서대로 자세히 풀어보면 아래와 같다.

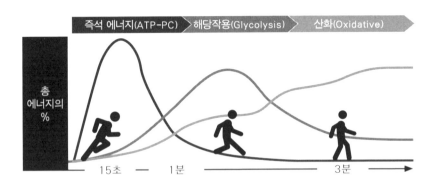

우리 몸의 대사 과정: ATP-PC* 시스템(무산소) → 젖산 대사(무산소) → 글리코겐 대사(유산소) → 글리코겐 지방산 대사

〈운동 시간과 에너지원〉

1분	ATP-PC 과정 우리의 근육 속에는 즉시 사용 가능한 ATP를 가지고 있다. PC에서 P는 인산이고 C는 크레아틴이다. PC는 ADP를 ATP로 전환시켜 에너지를 공급한다.
3분 부터	유산소(당분 연소), 5분 정도면 최대치로 올라가고 3시간이 지나면 연소량이 준다.
4분 부터	유산소(지방 연소), 1시간 반까지 연소량이 늘었다가 피크점 도달 후 유지된다.
5분 까지	무산소 해당 과정(당분 → 젖산)

* ATP-PC : Adenosine Triphosphate Phosphocreatine

무산소 대사 과정은 ATP-PC 시스템과 무산소 해당과정(젖산 시스템) 두 가지를 포함한다. 그림에서 볼 수 있듯 인체가 ATP를 이용해 힘을 낼 수 있는 시간은 굉장히 짧다. 이후부터는 유산소 운동을 하게 되는데 5분 정도면 몸에서 사용하는 에너지가 최대로 올라간다.

무산소 운동은 에너지를 산소의 도움 없이 빠르게 생성해 순간적인 파워를 낼 수 있고 근력과 지구력을 향상시키는 효과를 낼 수 있다. 더불어 근력과 기초대사량을 늘리고 혈중 지질과 내장지방을 줄여주는 효과가 있다. 다만 피로 물질인 젖산이 축적되면 신체에 피로감이 올 수 있어 운동 시간을 길게 할 수는 없다. 젖산은 근육통을 일으키는 대표적인 물질이다. 이때 나는 아르기닌이나 시트룰린 먹는 걸 선호한다.

유산소 운동은 걷기, 뛰기, 자전거 타기, 수영 등 실내에서 하거나 특별한 기구 없이 할 수 있는 운동들이다. 유산소 운동은 몸 안에 최대치의 산소를 공급시킴으로써 심장과 폐의 기능을 향상시킨다. 심박수와 혈압도 낮추고 혈액순환에도 좋은 영향을 끼친다. 또한 지방을 사용해 에너지를 생성하므로 체지방 감소를 통한 체중관리에 효과적이다. 스트레스를 감소시켜 심신을 안정시키는 효과도 있고 심혈관질환, 당뇨병, 고지혈증 등 성인병의 예방과 치료에도 효과적이다.

근육에는 '스트레스'가 필요하다

유산소 운동을 하게 되면 우리 몸은 호흡이 가빠지고 얼굴이 붉어지고 몸이 피로해진다. 그리고 우리 인체에 해로운 '활성산소'가 나온다. 운동을 하면 활동근육에서 산소를 많이 필요로 하므로 과호흡이 나타난다. 이때 산소 유입량이 많아져 연소 후 활성산소가 남게 된다. 운동 능력의 80% 이상을 쓰면 '힘들다'는 느낌과 함께 몸속 활성산소가 증가한다. 활성산소는 우리 몸에서 세균, 곰팡이, 바이러스를 물리치지만 그 양이 많으면 독으로 작용하기도 한다.

에너지 대사 면으로 보자면 지방을 중점적으로 태우는 유산소 운동과 탄수화물이나 ATP 같은 에너지를 태우는 웨이트 트레이닝을 일대일로 비교하는 건 무리가 있지만 칼로리 소모량을 따지면 유산소 운동이 앞설 수 있다. 하지만 근력 운동은 나름의 장점이 많다. 웨이트 트레이닝은 짧은 시간 동안 몸에 극도의 부하를 줌으로써 장기적인 지방 연소를 촉진한다. 웨이트 트레이닝을 하면 유산소 운동으로는 얻지 못하는 근육과 탄력을 얻을 수 있다.

근육은 근섬유라는 가늘고 긴 세포로 이루어져 있다. 수십 센티미터에 달하는 것도 있을 정도로 근섬유는 다른 세포에 비해 크다. 보통의 세포는 손상을 입으면 다른 세포로 교체되지만 근섬유는 다른 세포에 비해 크기 때문에 쉽게 바꿀 수 없다. 그래서 근섬유는 보수 장치가 있다. 근섬유는 손상되면 위성세포가 손상된 근섬유를 보수한다. 손상될 조짐만 보여도 위성세포가 늘어나 근섬유를 굵게 만든다. 이 과정에서 근섬유가 커지고 이전보다 굵고 강하게 만들어 손상을 덜 받게 한다. 근육량을 늘린다는 것은 근섬유를 굵게 만드는 것이고 이를 위해서는 근섬유의 보수 기능이 작동하도록 스트레스를 주어야 한다. 근력 운동이 바로 그 스트레스다.

근력 운동에서 효과를 결정하는 3요소는 중량, 반복횟수, 휴식시간이다. 근성장을 자극할 수 있는 수준의 짧고 강한 운동이 좋다. 몸이 현재 강도에 적응했다고 판단되면 중량을 올리거나 반복횟수를 늘리거나 중간 휴식시간을 줄여서 스트레스를 유도해야 한다. 우리 몸은 무거운 것을 들어야 하는 상황에서도 근섬유 전체를 다 사용하지 않는다. 근섬유 각각에는 스위치 역할을 하는 신경이 연결되어 있는데 일부는 스위치가 꺼져 있다. 격한 신체활동을 해야 잠자던 근육이 발달한다. 초기에는 근신경이 발달하고 미토콘드리아가 늘어나며 힘이 세지고 부피는 그 이후에 커진다.

체지방을 태우는 지방연소는 운동을 하고 일정 시간이 지난 후에 활성화된다. 인체에 글리코겐이 많을 경우 인체는 체지방을 분해하기보다 글리코겐을 먼저 사용한다. 글리코겐을 다 사용하고 체지방으로 넘어갈 때는 산소가 더 필요해서 지방은 탄수화물보다 12%의 산소를 더 사용한다.

운동을 시작하면 지방세포는 근육이 사용할 수 있도록 혈액 속으로 지방을 훨씬 많이 분비한다. 혈관으로 나온 지방은 글리세롤과 유리지방산으로 나뉘어 혈액 속을 흐르다 세포로 들어간다. 미토콘드리아에서 ATP로 바뀌기도 하고 탄수화물이 부족하면 글리세롤이 탄수화물로 바뀌는 당신생 과정에 들어가기도 한다. 지방을 태우기 위해서는 일정 정도 이상의 운동 시간이 필요하다는 것을 알 수 있다.

유산소 운동과 근력 운동의 황금비율을 찾자

처음 운동을 시작할 때는 유산소 운동과 근력 운동을 어떤 순서로 어느 정도 비율로 해야 하는지 궁금해지게 마련이다. 나의 경우는 근력 운동으로 지방 분해를 촉진한 뒤 유산소 운동을 해주는 것이 효과적이었다.

이전에는 체지방을 없애기 위해서는 유산소 운동을 주로 해야 한다고 주장하는 이들이 많았다. 걷기나 달리기 등 유산소 운동은 에너지원으로 탄수화물과 지방을 사용하고 근력 운동은 탄수화물만을 주로 사용한다는 이유에서였다. 확실히 체지방을 태우는 데는 유산소 운동이 근력 운동보다 낫다.

하지만 근력 운동은 기초대사량을 높여 에너지를 소모하는 양 자체를 늘려준다. 일반적으로 에너지원으로 쓰이는 탄수화물과 지방은 5 대 5의 비율이지만, 대사량이 높아지면 4 대 6에서 3 대 7로 지방의 연소가 더 많이 이루어진다. 근육의 미세한 손상을 복구하는 과정에서도 열량이 쓰인다. 이에 따라 점차 근력 운동이 지방 연소에 유리하다는 주장이 많아지고 있다. 근력 운동을 할 때는 지방세포를 태우는 호르몬도 많이 분비된다. 근력 운동을 하면 교감신경이 활성화돼 아드레날린과 글루카곤, 부신피질자극호르몬, 성장 호르몬도 분비된다.

체지방은 분해와 연소를 통해 소멸되는데 먼저 지방을 분해해 혈액으로 보내 에너지원으로 쓰이도록 한다. 몸에 쌓인 지방을 분해해 에너지원으로 쓰이게 하는 데는 '리파아제'라는 효소가 필요하다. 리파아제는 지방세포에 들어 있는 중성지방과 지방산을 글리세롤로 분해한다. 지방산은 혈액으로 들어가 근육에서 에너지원으로 쓰인다. 그런데 평소 지방세포에 저장된 중성지방은 자유롭게 리파아제와 접촉을 못한다. 지방 저장고의 문을 먼저 열어야 하고 그 문의 열쇠 역할을 하는 것이 아드레날린, 글루카곤, 부신피질자극호르몬이다.

운동 순서 면에서는 근력 운동을 유산소 운동보다 먼저 하는 것이 좋다. 근력 운동은 유산소 운동보다 에너지는 쉽게 쓰이면서 고도의 집중력과 힘이 필요하기 때문에 조금이라도 덜 지친 상태에서 하는 것이 좋다. 또한 근력 운동은 근육의 위치와 들어가는 힘 등 학습적으로 접근해야 하는 부분도 있어서 집중력이 좋을 때 하는 것이 낫다. 또한 근력 운동으로 대사량을 높인 상태에서 유산소 운동을 하면 더 많은 지방을 태울 수 있다.

비교적 오랜 시간 할 수 있는 유산소 운동은 근력 운동으로 분해된 지방을 사용하는 데 안성맞춤이다. 근력 운동을 하면 근육 모세혈관에 흐르는 혈액량이 증가한다. 평소 근육에 들어오는 혈액의 양은 20% 정도인데 운동을 하면 80% 이상이 근육으로 들어온다. 이때 혈액으로 흐르는 지방산이 엄청나게 근육으로 들어온다. 이 지방산이 사용되지 않으면 간이나 지방세포로 돌아가 중성지방으로 다시 합성될 수 있기에 근력 운동 6시간 이내에 유산소 운동을 통해 사용해주는 것이 좋다.

간단히 정리하면 근력 운동과 유산소 운동은 병행하는 것이 최선이다. 근력 운동으로 엔진을 덥힌 상태에서 유산소 운동을 하면 체지방을 바로 태울 수 있다.

뭘 해야 할지 모를 때는 몸의 소리를 들어라

내게 운동은 의사 선생님의 권유로 피트니스 센터를 찾으면서 시작되었다. 허리 근육을 키우기 위해 근력 운동부터 했다. 지루하고 힘들고 어려운 시간도 있었지만 시간이 지나면서 몸이 적응하고 여러 변화가 찾아오면서 이후에는 운동도 즐겁게 할 수 있게 되었다. 밥 먹고 잠자듯이 운동도 일상생활이 된 것이다. 바디 체크를 왜 하는지 알게 되었다. 미세한 근육의 변화에도 희열을 느꼈다.

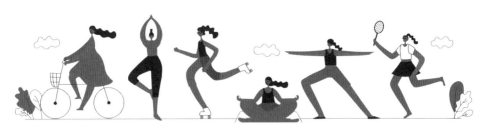

몸을 움직이면 그게 다 운동이다. 나를 움직이게 만드는 '좋은 것'을 찾으면 운동은
저절로 된다.

그런데 환자들과 이야기를 하다 보면 '생활로서의 운동'을 실천하
는 것이 쉽지 않다는 이야기를 많이 듣는다. 작심삼일에 그치는 경우
가 대부분이고 몇 달을 하다가 며칠을 쉬면 다시 시작하기가 어렵다
고 한다. 모든 일에는 시작할 때 어려움이 있고 권태기도 찾아오기
마련이지만 운동은 유독 그게 심한 것 같다. 오죽하면 내가 우스갯소
리로 작심삼일을 계속 반복하라고 했을까.

운동의 정의는 '사람이 몸을 단련하거나 건강을 위해서 몸을 움직
이는 일'이다. 등산, 수영, 웨이트 트레이닝이나 조깅이라고 딱히 명
시돼 있지는 않다. 몸을 움직이면 그게 다 운동이다. 나를 움직이게
만드는 '좋은 것'을 찾으면 운동은 저절로 된다. 나는 운동 자체가 어
려운 분들에게 "몸의 소리를 들어보라."라는 이야기를 자주 한다. 그
러면서 하나씩 경험을 해보면 좋다. 처음에는 '많이 움직이는 것 자
체가 운동'이라는 생각으로 계단 오르기와 가까운 걷기를 하고 자주
스트레칭을 해준다. 다음에는 수영장 물에 몸도 띄워보고, 탁구채도
잡아보고, 런닝화를 신고 트랙도 달려보고, 어릿어서 배드민턴 채도
잡아본다. 그러다 보면 자신에게 맞는, 몸이 즐거워하는 운동이 하나
쯤은 있게 마련이다.

'걷기'는 가장 편해서 모두가 좋아하고 누구나 할 수 있는 운동이다. 나 역시 걷기를 가장 많이 한다. 만보기를 차고 다니다가 저녁 즈음 만보기의 숫자를 확인해본다. 하루 일과를 마무리할 때쯤이면 대충 7,000~8,000보 사이가 가장 많다. 그러면 바로 나가서 산책을 하고 1만 보를 채우고 집에 들어온다.

스트레칭은 쪼개서 한다. 그때그때 허리를 펴고 다리도 쫙쫙 늘려준다. 샤워를 하고 나올 때나 로션을 바를 때 온몸을 흔들어준다. 림프절 마사지도 한다. 요즘은 컴퓨터 작업을 할 일이 많은데 생각나는 대로 몸을 펴준다. 때와 장소를 가리지 않아도 된다. 이 정도만 해주어도 체력이 유지되고 몸무게도 늘지 않는다.

피트니스 센터에 갈 때는 일대일 맞춤 운동을 선호한다. 몸은 절대 같을 수 없다. 근력 운동을 먼저 하고 유산소 운동을 나중에 한다는 운동의 기본 원칙은 지키되, 두 운동의 시간은 개인 역량에 따라야 한다. 흔히 초보자에게는 10분 근력 운동에 30분 유산소 운동처럼 준비된 매뉴얼이 있기도 하지만 운동은 자신에게 맞춰야 한다. 특히 성별에 따른 운동을 고려해야 한다. 남자와 여자는 몸의 기본 설계가 다르다. 남성의 테스토스테론은 근육을 강화시키고 여성의 에스트로겐은 지방을 강화시킨다. 자신의 몸 상태를 점검하고 그에 맞는 운동을 하기 위해서는 전문가의 도움을 받을 것을 권한다.

운동은 한계를 극복하는 재미도 있지만 자칫 한계를 넘겠다고 애쓰다가 부상을 입을 수도 있다. 처음부터 마지막까지 몸의 소리를 듣고 자신의 상태를 확인하는 것을 잊지 말아야 한다. 자신이 좋아하는 운동을 자신의 몸 상태에 맞게 하는 것이 최선이다. 섣불리 무게 욕심 냈다가 당분간 운동도 못하는 경우가 생겨서는 안 될 테니까.

4

저질 체력에는
운동만이 답입니다!

바른 자세만 유지해도 살이 빠지고 몸매가 예뻐진다

운동을 흔히 숨을 헐떡이는 정도의 강도에 땀이 비 오듯 쏟아지는 상태로 해야 한다고 착각하는 이들이 많다. 하지만 자세 교정만 잘해도 옷맵시가 나도록 체형을 변화시킬 수 있다.

나도 요즘 스마트폰 사용이 늘고 공부하는 시간이 길어지면서 약간의 거북목에 어깨가 안으로 말리는 자세 변형이 생겼다. 바른 자세로 스트레칭을 하면서 조금씩 교정하고는 있지만 완전히 회복되지는 않았다. 오랜 습관으로 변형된 몸을 되돌리는 것이 얼마나 어려운지 몸으로 느끼는 중이다.

현대인들 대부분은 앉아서 하는 좌식 위주의 생활을 하고 스마트폰과 컴퓨터를 활용해서 공부하고 업무를 본다. 이처럼 나쁜 자세와 생활습관 그리고 걸음걸이로 우리 몸의 밸런스가 쉽게 무너지고 있다. 일례로 앞드려 자면 허리는 들어가고 엉덩이와 등뼈는 나오게 되어 척추 변형이 일어나고 쪼그리거나 구부정한 자세는 몸을 관절

염을 불러온다. 장시간 구부정한 자세로 컴퓨터 작업이나 운전을 하면 허리 디스크에 무리가 가서 통증이 쉽게 생긴다. 삐딱하게 서 있거나 다리를 꼬고 앉으면 한쪽 골반에만 힘을 주어 골반이 기울 수 있다.

사실상 스마트폰이야말로 우리 몸을 망가트리는 주범이다. 시선을 아래로 둔 채 오랫동안 있으면 목이 아래로 내려와 거북목이 되고 목 디스크로 진행되기도 한다. 한 자세로 스마트폰을 오래 보고 있으면 근육이 뭉쳐 통증이 생기고 작은 화면에 집중하는 웅크린 자세로 라운드 숄더가 되기도 쉽다. 눈의 피로, 어깨 결림, 요통과 두통은 스마트폰이 만드는 주요 질환이다. 일상생활에서 이러한 잘못된 자세만 바로 잡아도 우리 몸이 사용하는 에너지의 20%를 늘릴 수 있다.

바른 자세를 유지하기 위해서는 거울을 자주 봐야 한다. 서거나 앉을 때 특히 자세를 잘 잡도록 주의해야 한다. 허리를 바로 세우면 몸에 근 긴장도가 올라가 그 자체로 운동 효과가 생긴다. 이밖에도 의자에 엉덩이를 붙여서 앉는 것, 서거나 걸을 때 시선을 정면으로 향하면서 팔과 다리를 쭉쭉 펴는 것은 자세 교정뿐만 아니라 칼로리 소모에도 도움이 된다. 종목을 선택해 새로운 운동을 시작할 경우에도 초반에는 강사 혹은 트레이너의 도움을 받아 바른 자세를 배우는 데 집중해야 한다. 바른 자세로 해야 원하는 근육을 적절히 자극해 운동 효과를 높일 수 있고 피로도 줄일 수 있다.

저질 체력이 고민이라면 코어 운동이 먼저다

체력은 어디에서 올까? 나이가 들수록 힘이 빠지고 지구력도 떨어진다. 체력의 근간이 되는 근육이 빠지기 때문이다. 체력을 끌어올리기 위해서는 우리 몸의 중심이 되고 많은 부분을 차지하는 코어 근육에 먼저 공을 들여야 한다. 코어 근육이 단단해지면 자세가 바르게 되고 몸의 균형도 잘 잡혀 체력까지도 좋아진다.

코어 근육은 신체의 중심축에서 몸통을 바로 세워주는 20개 이상의 근육을 통칭한다. 크게 보면 척추를 고정시켜 몸통을 세우는 허리와 복부부터 골반 주변과 엉덩이에 이르는 근육을 포함한다. 복근과 엉덩이, 허벅지 근육 등을 떠올리면 된다. 이 근육들은 우리 몸의 중심을 잡아주는 핵심 근육이다. 척추근육과 뼈를 보호하고 최적의 자세를 유지하게 하고 신체 내부 장기들을 보호한다. 인체의 기둥 역할을 하는 핵심근육이라고 볼 수 있지만 이두근, 삼두근, 가슴 근육과 같이 눈에 아주 멋지게 잘 띄는 근육은 아니다. 하지만 주로 몸통에서 손과 발을 뻗을 때 힘을 전달하고, 반대로 손과 발에서 받은 충격을 흡수해 몸 안에 미치는 영향을 줄이는 일종의 징검다리 역할을 한다. 중요도로 따진다면 절대적으로 중요한 근육이 아닐 수 없다.

코어 근육은 우리가 서 있거나 몸을 움직일 때 우리 몸의 중심축을 유지하기 때문에 코어 근육이 튼튼한 사람은 요통, 골관절염 디스크 질환뿐 아니라 각종 성인질환의 발병 위험이 낮다. 또한 코어 근육이 살아나면 몸의 중심이 살아나 나쁜 자세도 자연스럽게 교정이 된다.

피트니스 클럽에 가지 않아도 맨손 혹은 짐볼이나 고무밴드 등을 활용해 코어 운동을 할 수 있다. 내가 즐겨 하는 계단 오르기는 다리 근력 강화에 좋지만 무릎에 무리가 갈 수 있다. 무릎에 충격이 가지 않도록 발부터 내딛고 발이 바닥에 닿으면 상체를 약간 앞으로 숙인 자세로 계단을 오른다. 엉덩이와 허벅지에 힘을 주면 운동 효과가 커

플랭크 ± 홈트 10가지 동작

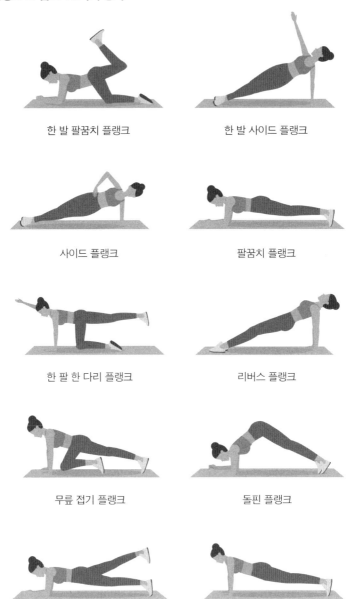

한 발 팔꿈치 플랭크

한 발 사이드 플랭크

사이드 플랭크

팔꿈치 플랭크

한 팔 한 다리 플랭크

리버스 플랭크

무릎 접기 플랭크

돌핀 플랭크

한 발 플랭크

곧은 팔 플랭크

진다. 계단 운동은 내려갈 때 무릎에 더 무리가 가기 때문에 내려가기는 피하는 것이 좋다(엘리베이터나 에스컬레이터 이용하기).

집에서는 짐볼이나 고무밴드를 활용한다. 짐볼에 대고 다리를 십일자로 벌린 상태에서 허리를 들어 올리는 자세도 좋다. 무릎이 벌어지지 않도록 발에 힘을 주고 자세가 익숙해지면 한 발을 들어올린다. 5초씩 5세트를 반복해 주면 배와 등 근육 강화에 도움이 된다. 옆으로 누운 후 고무밴드를 묶어 허벅지에 걸고 다리를 들어올리는 것도 골반 근육을 강화시키는데 엉덩이와 허리 근육 강화에 도움이 된다. 힘들면 벽을 짚도록 하고 왼쪽과 오른쪽을 번갈아가면서 5회씩 5세트를 한다.

우리가 흔히 복근 강화 운동이라고 생각하는 윗몸일으키기, 누워다리 들기는 복근에 부하를 주지만 동시에 요추 관절 내 디스크의 압력을 높여 디스크를 일으킬 수 있다. 허리질환이 있는 경우는 플랭크Plank*나 누워서 허리를 편 상태로 상체를 지면에서 2센티미터만 들어올리는 것이 좋다.

코어 근육은 대사율이 높기 때문에 신진대사를 활발하게 해줘서 몸속 지방을 연소시키는 데도 도움이 된다. 코어 근육을 강화하면 비만은 물론 원인 모를 통증과 퇴행성 질환의 90%를 예방하고 그 진행을 늦출 수 있다는 연구결과도 있다. 코어 운동은 저질 체력도 극복하고 다이어트 효과에 통증 예방까지 되는 1석 3조의 운동이다.

---

* 팔굽혀펴기 자세에서 손바닥부터 팔꿈치까지만 바닥에 대고 몸을 일직선으로 편 채 버티기

운동 후 찾아오는 식욕의 가짜와 진짜를 구분하자

헬스장이나 수영장에서 운동을 마치고 작은 파티가 열리는 것을 종종 보게 된다. 4050 중년들이 모여서 떡과 커피와 빵을 먹으며 담소를 나누는 것이다. 그런데 이처럼 운동을 했으니 먹어야 한다는 보상심리 때문에 다이어트가 산으로 가는 경우가 많다.

운동 중에는 근육이 에너지를 바로 써야 하므로 에피네프린과 코르티솔이 나와서 혈당을 높인다. 그리고 운동이 끝나면 원래 균형을 회복하고자 혈당을 낮추는데 인슐린 작용으로 일시적으로 혈당이 정상치보다 낮아지면 공복감을 느끼고 식욕이 일어난다. 운동 후에는 폭발한 식욕 때문에 자칫 평소보다 더 먹을 수 있다. 다이어트 중이라면 이때를 주의해야 한다. 가짜와 진짜 식욕을 구분해 현명히 대처하는 노력이 필요하다.

운동 후 우리 몸에는 흥분한 상태의 여운이 남는다. 우리 몸의 자율신경계는 교감신경과 부교감신경으로 나뉘는데 흥분할 때는 교감신경이 작동하고 쉴 때는 부교감신경이 작동한다. 운동은 교감신경을 활성화시키고 운동이 끝나면 흥분이 오래간다. 부교감신경의 활동이 활성화되고 일정 시간이 지나야 교감신경과 부교감신경의 균형이 맞게 된다. 운동 후에 활성화되는 부교감신경 때문에 식욕이 일 때는 잠시 기다리는 것이 좋다. 시간이 흐르면서 차차 식욕이 잦아든다. 걷기나 가벼운 자전거 타기 같은 저강도 유산소 운동도 대개 일시적으로 식욕을 높이는데 30분에서 1시간 정도 지나면 식욕도 정상을 되찾는다.

추운 곳에서의 운동과 수영은 몸속 체온을 떨어뜨려 식욕을 높일 수 있다. 이처럼 체온 변화가 큰 운동의 경우는 운동 후 바로 따뜻한

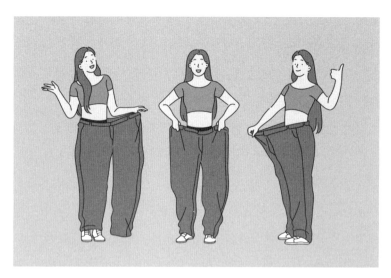

열심히 운동한 후 가짜 식욕에 속아 다이어트를 망치지 말자. 우린 분명 다이어트
에 성공할 수 있다.

곳에 가서 체온을 회복하는 것이 좋다. 물속에 있어서 떨어졌던 체온
이 정상으로 돌아오면 식욕도 사라진다.

저강도 유산소 운동 직후 찾아오는 식욕을 주체 못해 살이 찌는
경우라면 고강도 운동으로 종목을 바꾸는 것도 좋다. 전력달리기, 인
터벌 트레이닝, 근력 운동처럼 단시간에 하는 고강도 운동은 식욕을
떨어뜨린다. 몸은 고강도 운동을 스트레스로 느껴 아드레날린, 코르
티솔 등 스트레스 호르몬을 방출하는데 덕분에 일시적으로 혈당이
올라간다. 치솟는 혈당 덕분에 식욕이 떨어지니 1석 2조가 아닐 수
없다.

고강도 운동은 에너지 소비를 높이는 장점도 있다. 달리는 운동이
끝난 후 붉게 상기된 얼굴이 쉽게 돌아오지 않거나 운동 후 긴개는
하루 동안 몸에서 열이 나는 느낌을 받는 분들이 있다. 이것은 우리

몸이 운동으로 소모한 글리코겐을 재충전하고 불완전 연소한 노폐물을 배출시키거나 글리코겐을 되돌려놓는 데 상당히 많은 에너지를 쓰기 때문이다. 고강도 운동은 식욕을 줄이고 에너지는 높게 소비해 다이어터들에게는 1석 2조의 운동이라 하겠다.

한편 고도 비만 환자들은 인슐린이나 렙틴 민감성이 낮아서 운동 후 식욕을 강하게 느낀다. 당뇨가 있는 경우도 마찬가지다. 반대로 건강하고 체중이 정상인 사람일수록 운동 후 식욕 폭발이 적다. 운동 중이나 운동 후 따뜻한 물을 마시면 식욕을 더는 데 도움이 된다. 생수 200밀리리터를 마시고 20분 정도를 기다려 보고 그래도 배가 고프다면 진짜 식욕이므로 몸에 좋은 것들로 에너지를 채운다. 단 운동을 마치고 30분에서 1시간이 흘러 흥분 상태가 가라앉았을 때 음식을 먹어야 소화기관에 무리가 가지 않는다.

식이섬유가 풍부한 채소와 과일, 우유, 플레인 요거트(당류 적은 것으로), 견과류, 고구마, 삶은 계란, 닭가슴살은 지친 몸을 회복시키고 허기도 채울 수 있는 좋은 재료다. 근력 운동 위주로 했다면 단백질 위주의 간식이 좋다.

머슬퀸 제니의
뷰티 습관
10분 홈트

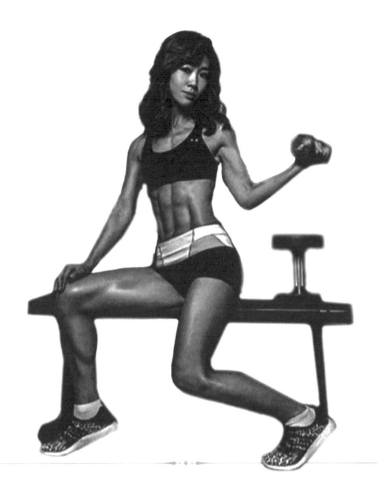

날씬한 허벅지와 쭉 뻗은 다리, 다리가 길어 보이는 애플 힙, 끊어질 듯 잘록한 허리, 위엄 가득한 11자 복근, 똥배를 날린 식스팩, 섹시한 뒤태를 만드는 날개 뼈, 아름다운 가슴과 요염한 쇄골, 나잇살이라곤 없는 매끈한 팔, 봉긋한 어깨와 작은 얼굴. 이 모든 것이 정녕 꿈일 뿐일까? 결코 그렇지 않다. 이제부터 시작되는 머슬퀸 제니의 홈트만 잘 따라하면 당신도 그 주인공이 될 수 있다.

1

스트레칭

생활 습관 교정만으로도 건강에 많은 이로움이 있을 수 있다. 생활 습관 중 가장 중요한 것이 바로 운동이다. 이제 운동은 내 삶에서도 빼놓을 수 없다. 머슬마니아 대회에 나가면서 또 필라테스 강사 자격증을 따기 위해 여러 운동들을 배웠다. 그중에 몇 가지 쉽게 따라 할 수 있는 홈트레이닝 동작을 공유한다. 매일 꾸준한 홈트레이닝만으로 건강을 챙길 수 있다. 탄력 있는 몸매를 갖추면 더 자신감도 생긴다. 운동은 건강에도 필수지만, 탄력 있는 바디와 자신감도 덤으로 얻을 수 있다.

홈트레이닝을 고민할 때 '언제' '얼마만큼'의 운동을 할 것이냐도 중요한 고민거리이다. 보통은 일주일에 상체 운동은 격일로 2일 정도 해주면 좋다. 예를 들어 화요일과 목요일은 상체운동을 한다고 정해놓는 것이다. 그렇게 하면 하체 운동은 월요일과 수요일, 금요일 3일이 적당하다. 그리고 중요한 것은 운동하는 5일 동안 복근운동을 마지막에 조금씩만 추가해서 하는 것이다. 이것이 가장 효과적

스트레칭

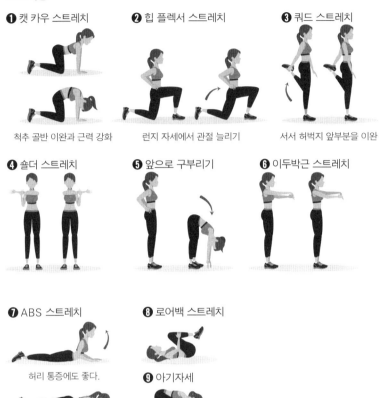

❶ 캣 카우 스트레치

척추 골반 이완과 근력 강화

❷ 힙 플렉서 스트레치

런지 자세에서 관절 늘리기

❸ 쿼드 스트레치

서서 허벅지 앞부분을 이완

❹ 숄더 스트레치

❺ 앞으로 구부리기

❻ 이두박근 스트레치

❼ ABS 스트레치

허리 통증에도 좋다.

❽ 로어백 스트레치

❾ 아기자세

이다. 주말에는 적당히 쉬어도 괜찮다. 휴식을 취해야만 근육이 생기고 재생되므로 쉬는 것에 양심의 가책을 가질 필요가 없다.

체지방 감소를 원하시는 분들은 근력 운동 후 유산소 운동을 30분 정도 해주면 아주 좋다. 동네 한 바퀴 뛰기, 빠른 걸음으로 산책하기, 일상적인 걷기도 건강에 유익하다. 단, 무리는 금물이다. '하루 만보 이상 걷기' 같은 목표를 정하고 꾸준히 해주면 된다.

2

바른 자세

운동은 바른 자세에서 시작해야 그 효율을 극대화할 수 있다. 자세가 바르지 않다면 오히려 많은 질병들을 불러일으킬 수 있다. 항상 바른 자세에 신경을 써주면서 즐겁게 운동하는 것이 중요하다. 바른 자세의 기본 동작을 알아보자.

선 자세

바르게 서 있는 자세는 가슴을 넓게 펴고 두 팔이 몸통 옆으로 손끝을 길게 뻗는 자세이다. 두 다리를 엉덩이 너비만큼 벌려서 공간을 유지한다.

- 시선은 정면을 보고 목(승모근)이나 어깨에 힘이 들어가지 않게 한다. 인중의 긴장을 풀어준다.
- 요즘 말린 어깨(라운드 숄더)가 많은데 어깨를 뒤로 한 바퀴 돌려

주면 자연스럽게 가슴이 펴진다.

- 정수리 부분은 키가 커진다는 느낌으로 최대한 높이고 척추도 세워준다.
- 복부에 힘을 주고 당겨주면서 운동 시에는 코로 숨을 들이쉬고 입으로 내뱉는 식으로 제대로 호흡을 해준다. 흉식 또는 복식 호흡이 좋다.

누운 자세

등을 대고 누운 자세는 천장을 바로 보고 무릎을 세워 누운 자세 이다.

- 목의 정상적인 굴곡은 유지시켜 주고 턱과 이마는 수평을 이루 면서 엉덩이, 척추, 가슴은 중립을 유지하도록 한다.
- 어깨는 매트에 밀착시키고 두 팔은 몸통 옆으로 나란히 놓아 손 끝을 펴준다.
- 무릎을 세울 때는 엉덩이 넓이로 두 다리 사이의 공간을 만들어 주고 발바닥은 무릎보다 몸에서 멀게 위치해 바닥을 누르도록 한다.
- 무릎을 펼 때는 허벅지에 힘을 주고 어깨를 매트에 밀착시키도 록 한다.

엎드린 자세

배가 바닥에 닿는 엎드린 자세는 엉덩이뼈가 바닥을 누르게 하고 긴장되지 않도록 손은 삼각형이 되도록 모아서 이마를 지지해준다.

- 배에 힘을 주어 퍼지지 않게 하고 두 손이 이마에 닿을 때는 어깨를 살짝 내려 안정된 자세가 되도록 한다.
- 두 다리는 엉덩이 넓이로 벌려 간격을 유지하고 뒤꿈치와 무릎이 일직선이 되어 엉덩이 전면이 열리면서 평행을 유지하게 한다.

네발기기 자세

네발기기 자세는 척추에 전해지는 부하를 줄여 팔과 다리로 무게를 버티는 자세이다. 두 팔도 뻗어서 손목이 어깨 아래에 오도록 한다. 무릎은 다리를 엉덩이 넓이로 벌려 골반 아래에 오도록 한다.

- 머리부터 어깨와 엉덩이 꼬리뼈가 일직선이 되도록 하고 어깨를 벌려 자세를 안정시킨다.
- 네발기기 자세는 어깨와 등의 힘 배분이 중요한데 손바닥으로 바닥을 밀듯이 하면서 등이 동그랗게 되지 않도록 하고 배꼽을 당긴다.

앉은 자세

두 다리를 쭉 펴서 바닥에 대고 허리를 곧추 세워 앉은 자세를 만든다.

- 머리와 목, 허리에서 엉덩이가 일직선을 만들도록 하는 것이 포인트이다.
- 허리의 정상 커브는 유지하고 두 다리는 엉덩이 넓이로 하며 무릎이 천장을 향하도록 한다.
- 발바닥은 바닥과 수직이 되도록 하는데 뒤꿈치로 힘을 내보낸다.
- 가슴은 열고 어깨는 살짝 내리며 두 팔은 몸통 옆에 둔다.

옆으로 누운 자세

옆으로 모로 누운 자세는 머리와 몸통이 바닥과 수직이 되도록 합니다. 정수리와 가슴, 엉덩이, 뒤꿈치가 일직선이 되도록 한다.

- 두 다리는 평행하게 길게 뻗고 무릎과 무릎은 일직선으로 해야 한다.
- 어깨가 바닥에 닿으면 목이 바닥에 떨어질 수 있는데 쿠션이나 길게 뻗은 팔로 머리를 받친다.
- 다른 한 팔은 가슴 앞 쪽을 딛으면서 가슴을 넓게 열 수 있도록 해준다.

3

상체 운동

개인마다 원하는 운동 부위가 따로 있다. 나 같은 경우는 하체 비만이었고 엉덩이 밑에 엉덩이가 하나 더 있을 정도로 하체에 콤플렉스가 심해서 한창 하체 운동만 한 적도 있다. 그런데 운동을 하다 보니 콤플렉스가 있다고 하나만 집중해선 안 됐다. 뒤늦게 비율이 중요하다는 걸 깨닫고 상체 운동도 함께 시작하게 됐다.

상체운동은 일주일에 두 번 정도 해주면 좋고, 어깨, 등, 삼두운동(팔), 가슴 운동도 해주면 좋다. 가볍게 밴드를 이용해서 여러 가지 동작을 해볼 수도 있다.

아! 생수통도 중요한 운동 도구가 된다. 생활 속 물건을 이용해 팔에 부하를 주면서 다양한 상체 운동에 접목해 보는 것도 권한다.

W 동작

컴퓨터와 스마트폰을 사용하는 시간이 길어지면서 어깨 통증을 호소하는 분들이 많다. W 동작은 어깨를 펴주고 목의 긴장을 낮춰 말린 어깨와 거북목에 도움이 된다.

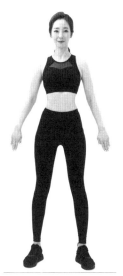

벽에 기대선다.

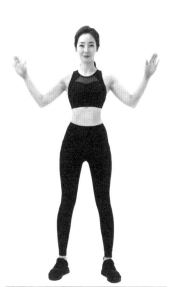

팔을 W 모양으로 만들고 팔꿈치에서 손등까지 벽에 붙여준다.

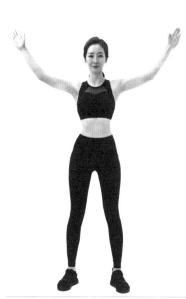

팔꿈치, 손등이 떨어지지 않게 최대한 대문자 W 모양을 유지하며 내려갔다 올라갔다를 반복한다. 20회 3세트 반복한다.

라운드숄더 따봉

라운드숄더 따봉은 상체와 하체를 고정시킨 상태에서 팔만 움직이는 동작이다. 굳은 어깨를 풀어주는 효과가 있고 등과 어깨의 군살을 줄이는 데도 효과적이다. 자세에서 포인트는 양쪽 날개 뼈가 맞닿을 수 있도록 등 근육을 조이는 것이다.

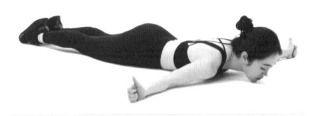

배를 바닥에 대고 엎드려 양팔을 옆으로 길게 펴고, 양다리는 어깨너비로 벌려준다. 양손은 가볍게 주먹을 쥐고 엄지손가락을 세워 따봉하듯이 위쪽을 향하도록 한다.

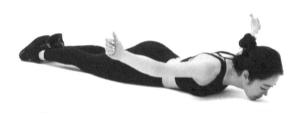

양팔을 쭉 뻗은 상태에서 최대한 위로 들어올린다. 한 번에 20회 정도 반복한다.

밴드 킥 백

밴드를 활용해 어깨 근육을 늘이는 운동이다. 어깨에 붙은 삼두 근육을 자극해 펌핑하는 효과도 있다. 팔꿈치를 고정시켜야 삼두 근육에 자극이 많이 간다. 꾸준히 하다 보면 팔에 탄력이 생긴다.

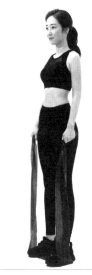

발로 밴드를 누른 채 바르게
선다.

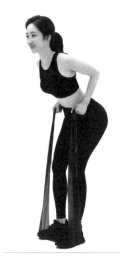

팔을 ㄱ자(90도)로 몸통 옆에
붙인다.

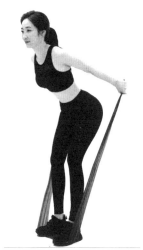

팔의 상부는 고정한 채로
팔을 일직선이 되게 펴준다.
이때 삼두에 힘이 들어온다.

밴드컬 이두 운동

밴드컬 이두 운동은 밴드의 탄성을 이용해 팔의 근육을 자극하는 운동이다. 밴드의 특성상 짧게 잡을수록 강도가 세진다. 운동 시간을 늘릴수록 밴드의 탄성도 높여주어야 한다. 자신에게 맞는 강도로 운동을 해야 효과가 높다.

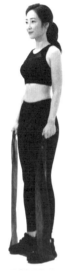

발로 밴드를 누른 채 바르게
선다.

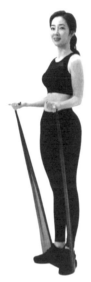

팔꿈치가 90도가 되도록
밴드를 잡아당긴다.
(손바닥이 위로)

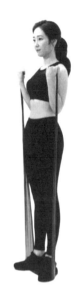

밴드를 어깨 높이까지 당긴다.
왼팔의 균형을 유지하면서 반복
한다. (팔꿈치 고정)

4

하체 운동

남녀 모두 탄탄하고 단련된 하체를 가질 경우 매우 섹시해진다. 허벅지뿐만 아니라 엉덩이를 단련할수록 미적으로 좋을 뿐만 아니라 건강에도 매우 큰 도움이 된다.

근육은 나이가 들수록 줄어드는 특징이 있다. 때문에 젊었을 때부터 비축을 많이 해둘수록 유리하다. 하체에는 우리 몸의 상당량의 근육이 있다. 하체 운동은 많은 근육을 동원해 복합적인 운동이 된다. 또한 하체 운동은 심장박동수를 높여주어 시간 대비 많은 운동 효과를 볼 수 있다.

런지

런지Lunge는 스쿼트와 쌍두마차를 이룰 만큼 하체에 매우 효과적인 운동입니다. 운동 신경과 균형감각, 허리 건강, 코어 강화에도 매우 좋다. 흔히 몸을 만드는 운동에서 응용 동작이 매우 많은 운동으로, 기본 동작을 잘 익혀두면 여러 가지 동작에도 적용할 수 있다.

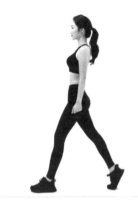

양다리는 어깨너비로 벌리고 양손은 가볍게 허리에 올려 편하게 선다.

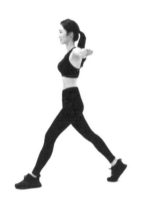

왼쪽 다리는 뒤로 빼며 양쪽 무릎이 90도가 되도록 깊숙이 앉는다. 허리와 등을 곧게 펴서 상체를 최대한 세워준다. 이때 팔을 올렸다 내렸다 해주면 상체 운동도 같이할 수 있다.

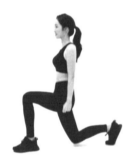

뒤로 뺀 왼쪽 다리를 앞으로 넓게 내딛으며 오른쪽 무릎이 바닥에 닿기 직전까지 앉았다가 일어난다. 왼쪽과 오른쪽을 번갈아가며 반복해준다. 20회씩 3세트 (발 바꾸어 실시)

동시에 손동작을 해주면 이중으로 운동이 될 수 있다. 동시에 손을 옆으로 뻗었다 내렸다 하며 상체 운동도 같이 할 수 있다.

브릿지

브릿지Bridge는 척추 주변에서 우리 몸을 지탱해주는 척추 기립근과 엉덩이 근육을 발달시켜 주는 운동이다. 초보자들도 쉽게 따라할 수 있고 집에서 도구 없이 가능하기 때문에 홈트레이닝에 적당한 운동이라 할 수 있다.

그러나 아무리 쉬운 운동이라도 집중해서 하지 않으면 효과가 좋을 리 없다. 자세와 근육에 집중해야 한다. 이때 항문에 힘을 주면 케겔 운동도 되는데 케겔 운동은 우리의 심부근육 중 하나인 골반 기저근 운동에 도움이 된다. 골반기저근 운동은 전반적인 성기능개선 (발기부전, 조루 등), 전립선비대증, 요실금에 도움이 된다.

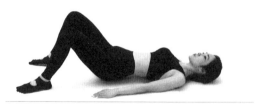

등을 대고 눕는다. 다리는 허리너비만큼 벌린다.

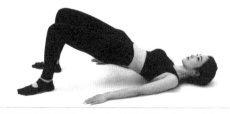

엉덩이에 힘을 주면서 꼬리뼈부터 천천히 들어 올린다. 등을 일자로 펴고 허리는 너무 젖히지 말아야 한다. 발꿈치에 몸의 무게중심을 싣도록 한다. 내릴 때는 위 척추부터 하나하나씩 눌러주면서 내려온다.

원 레그 브릿지

브릿지 동작을 한쪽 다리로 해보자. 한쪽 다리로 진행하면 엉덩이와 허벅지 뒤쪽에 더 많은 자극이 온다.

원 레그 브릿지One Leg Bridge는 엉덩이 근육의 불균형을 잡아주고 근력을 높여준다. 우리 몸은 주로 사용하는 쪽이 있다. 따라서 어깨 근육은 물론 다리와 엉덩이까지 불균형하게 발달하기 쉽다. 원 레그 브릿지는 엉덩이 근육을 바로 잡아 몸의 밸런스를 맞춰준다.

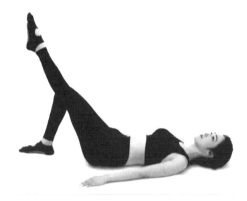

바른 자세로 눕고 한 다리를 들어준다.

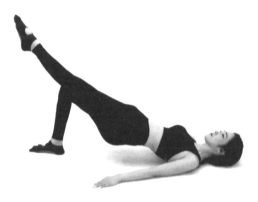

한 다리를 든 상태에서 엉덩이를 들어 올린다. 꼬리뼈부터 척추를 하나하나 테이블듯 천천히 들어올린다. 양다리를 번갈아 가며 반복한다.

프로그 스퀴즈(둔근 강화)

프로그 스퀴즈Frog Squeeze는 엎드려서 엉덩이를 조이는 동작으로 다리가 마름모꼴이 되는 것이 특징이다. 엎드려 양손은 이마 아래에 모은 다음 무릎을 굽혀 양발이 닿게 한다. 다리를 들어 올리며 엉덩이를 강하게 조이면 둔근과 골반을 강화할 수 있을 뿐 아니라 허벅지 뒤쪽 근육의 혈액순환도 원활하게 된다.

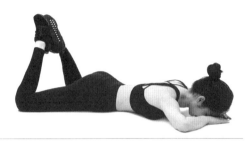

골반과 척추는 균형을 잘 맞추고 매트 위에 배를 대고 눕는다. 두 손은 삼각형을 만들어 이마 쪽에 위치하고 팔꿈치는 내려주고 어깨는 열어주고 어깨뼈를 끌어 내린다.
두 다리는 마름모를 만들고 발뒤꿈치끼리 붙여서 고정한다.

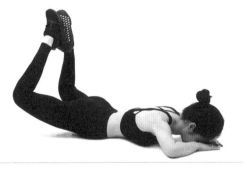

상체는 그대로 유지하고 발바닥을 밀어내고 들어준다. 고관절의 바깥으로 돌려 유지시키고 척추와 골반은 균형을 유지한다.
엉덩이(둔근)와 고관절에 힘이 가득 들어간다.
특히 엉덩이 근육을 조여준다.

힙업 90도

어깨와 손목이 일직선을 이루는 네발기기 자세를 기본 동작으로 진행한다. 힙업Hip Up 90도를 유지하면 엉덩이 조이는 것을 느낄 수 있다. 최대한 다리를 하늘로 차준다. 30회 반복 후 다른 다리도 힙업 90도를 진행한다.

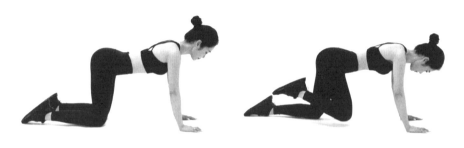

두 팔은 길게 뻗어 손목이 어깨 아래에 위치, 무릎은 골반 아래에 둔다. 머리부터 가슴, 꼬리뼈까지 일직선이 되게 한다. 손바닥으로 바닥을 미는 느낌으로 배꼽은 당겨준다.

다리를 앞으로 살짝 당겨서 하늘로 찰 준비를 한다.

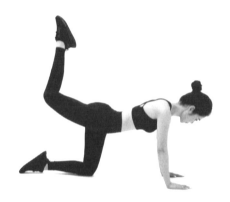

힘이 90도가 되도록 엉덩이에 힘을 주며 차준다. 빠르게 하기보다는 엉덩이에 힘이 들어오는 걸 느껴야 한다.

5

복근·코어 운동

복근과 코어 운동은 몸의 중심을 유지하는 운동이다. 복근과 코어는 우리 몸이 일상의 다양한 활동을 하는 기본이 되는 근육이다. 코어는 몸의 중심을 뜻한다. 기능적인 동작과 안정성 모두에 중요한 운동이기 때문에 복근과 코어 근육이 약해지면 근육통이 심해지고 몸의 균형이 깨지기도 한다.

특히 코어 운동은 복부, 허리, 엉덩이, 허벅지 강화에 도움을 준다. 빨래판 복근, 초콜릿 복근처럼 보기 좋은 몸매를 만들뿐만 아니라 활력 증진과 건강에도 효과적이므로 꾸준히 해주는 것이 좋다.

니 레그 레이즈

니 레그 레이즈Knee Leg Raise는 코어 근육인, 복직근 외에 대요근도 단련시켜 준다. 볼록 나온 배를 없애는 데 도움이 된다.

무릎은 구부리고 하는 동작도 있지만 다리를 쭉 편 경우 복부를 확실하게 자극을 줄 수 있다. 허리가 아플 경우 엉덩이 아래 두 손을 대고 한다. 발꿈치가 바닥에 닿지 않도록 하는 게 포인트이다.

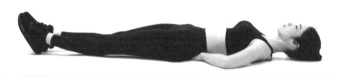

위를 보고 바로 눕는다.

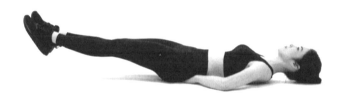

복근을 의식하면서 양다리를 올린다. 복근에 확실하게 힘을 준 채로 천천히 다리를 내린다.
(할 수 있는 만큼만 들어올린다. 요통 주의)

목도리도마뱀

'러브 핸즈'라고 하는 옆구리 살은 남녀 모두의 고민거리이다. 목도리 도마뱀은 옆구리 살을 없애주고 복근에 탄력을 더해준다. 팔딱팔딱 움직이면 웃음이 절로 나오기도 한다. 부끄럽다고 허리를 숙이거나 고개를 숙여서는 효과가 나오지 않는다. 거울을 보고 바른 자세를 유지하도록 한다. 항상 바른자세가 중요함을 명심하자.

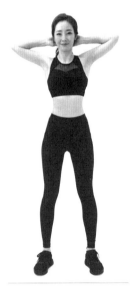

다리를 어깨너비로 벌리고
양 손바닥을 편 상태로
머리 옆에 둔다.

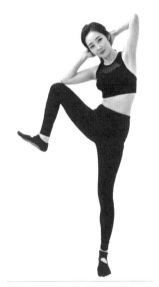

오른발을 들면서 오른쪽 팔꿈치와 가까이 붙여준다. 팔꿈치와 무릎이 닿는다. 최대한 코어로 버텨서 무너짐이 없게 한다.

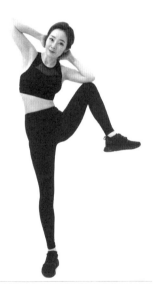

이어서 왼발을 들면서 왼쪽 팔꿈치와 가까이 붙여준다.

니 레그 레이즈 킥

니 레그 레이즈Knee Leg Raise 동작에서 다리를 번갈아 가면서 차주는 동작이 된다. 니 레그 레이즈 변형 동작이라고 보면 된다.

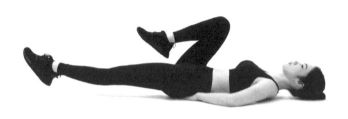

니 레그 레이즈 상태를 유지한다. 한쪽 다리의 무릎을 당겨준다.

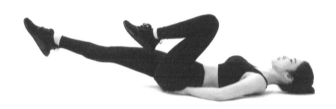

다리를 번갈아 가면서 차준다. 상체는 고정해둔다.

사이드 트위스트

　사이드 트위스트Side Twist는 허리, 옆구리, 복부의 근육을 전체적으로 사용할 수 있는 운동이다. 상체를 왼쪽, 오른쪽으로 트위스트 할 때마다 몸의 중심이 이동하면서 상체 근육을 긴장시켜 주고 배에도 힘이 들어간다. 전체적으로 옆구리 라인이 슬림해지는 효과를 볼 수 있다.

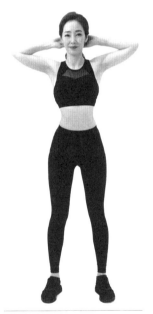 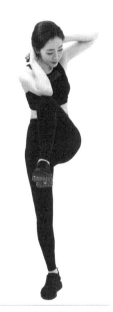 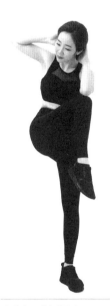

다리를 어깨너비로 벌리고 양 손바닥 을 편 상태로 머리 옆에 둔다.

오른 다리에 힘을 주면서 왼 다리를 들어올려 오른 팔꿈치 와 맞닿게 해준다.

반대편도 반복해준다.

슈퍼맨

엉덩이는 우리 몸의 중심이다. 슈퍼맨Superman 운동은 등, 엉덩이, 허벅지를 포함해 코어 근육과 하체 근육을 집중적으로 단련시켜 준다. 온 몸을 들어올려 칼로리 소모를 높이고 체중 감소, 뱃살 제거, 허리 라인 만들기에도 도움을 줍니다. 구부정한 목과 허리를 펴주어 체형 교정에도 효과적이다.

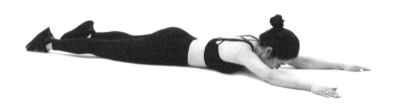

바닥에 대고 배를 엎드린 자세에서 양다리를 어깨너비만큼 벌려주고 양팔은 앞으로 길게 뻗어준다.

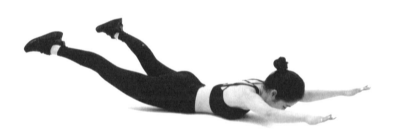

팔과 다리를 동시에 들어 올리는데 호흡을 내쉬면서 최대한 높이 들어 올린다. (요추 과신전 주의)
처음 자세로 돌아가서 20회 정도 반복해준다.

와이드 스쿼트

홈트 마니아 중에 스쿼트를 모르는 이는 없을 것이다. 와이드 스쿼트Wide Squat는 다리, 엉덩이, 허벅지 안쪽을 다양하게 자극하는 스쿼트로 허벅지 안쪽과 엉덩이 옆 라인을 잡아주어 여성들에게 추천하는 운동이다. 물론 남성들에게도 좋다. 남성 호르몬인 테스토스테론Testosterone은 허벅지 근육에서 나온다고 해도 과언이 아닐 정도록 허벅지 근육 단련은 남성 활력에 도움이 된다.

자세를 잡을 때는 무릎이 안쪽으로 향하지 않도록 하고 허리를 내릴 때 엉덩이를 살짝 뒤로 내밀면서 하면 자극이 커져서 더 효과적이다.

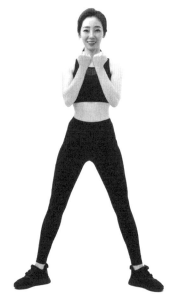 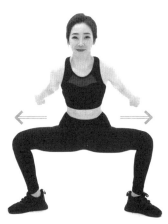

두 다리를 어깨너비의 1.5~2배 벌려주고 무릎과 발끝은 바깥쪽을 향한다.

발뒤꿈치에 중심을 두고 상체와 허리는 세우면서 엉덩이를 내려준다.

크런치 트위스트

흔히 부르는 식스 팩은 전문용어로 복직근이라고 한다. 크런치 트위스트Crunch Twist는 복직근을 잡아주는 크런치의 응용동작이다. 보통 크런치는 복직근을 자극하지만 트위스트를 더하게 되면 바깥과 (외복사근) 아래까지 자극을 해서 옆구리 라인이 예뻐진다.

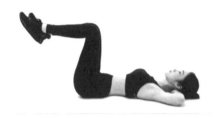

바닥에 누워 손은 머리 아래에 두고 다리는 엉덩이 쪽으로 당겨 들어준다.

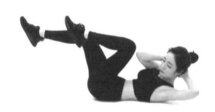

오른쪽 팔꿈치가 왼쪽 무릎과 닿는다는 느낌으로 상체를 비틀어주면서 올려준다.

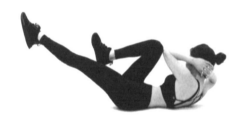

반대 방향도 같은 동작으로 해준다. 10~20회 반복해준다.

6

유산소 운동

유산소 운동은 '건강하게 예뻐지는 운동'의 기초라고 볼 수 있다. 온몸의 지방을 태워서 체중 감소는 물론 바디 라인을 멋지게 잡아준다. 체지방이 너무 많아서 살을 빼고 싶다면 유산소 운동에 보다 집중할 필요가 있다. 거기에 근육을 키우는 근력 운동과 몸의 유연성을 더해주는 유연성 운동을 병행하면 누구나 몸짱이 될 수 있다. 유연성 운동은 시간 날 때 스트레칭을 해주는 정도로도 충분한 효과를 볼 수 있다. 유산소 운동과 근력 운동의 효과를 동시에 볼 수 있는 홈트 동작을 소개한다.

마운틴 클라이머

유산소 운동이면서 근력도 동시에 단련할 수 있는 운동이다. 마치 산을 타는 듯한 모습이라고 해서 붙여진 이름이다. 빠르게 할수록 체지방 감소 효과가 높다. 배의 힘으로 다리를 끌어올리면 복근 단련에 도움이 된다. 호흡은 다리를 올려줄 때 내쉬고 다리를 내려줄 때 들이마신다.

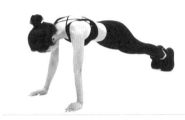

푸시업 자세를 유지하고 어깨와 손목은 수평이 되도록 한다. 어깨에 힘을 빼고 몸통에 힘을 준 상태에서 어깨가 빠지거나 허리가 구부러지지 않도록 한다.

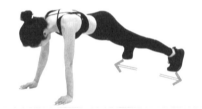

양다리를 벌려준다.

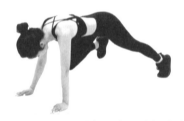

무릎을 가슴 쪽으로 당긴다는 느낌으로 다리를 들어준다.

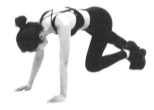

좌우 반복해준다. (20회 3세트 해준다.)

버피 점프

버피 점프Buffy Jump는 홈트에서 빠지지 않는 동작입니다. 상하체 움직임을 모두 포함해 근력까지 단련할 수 있다. 최대한 빨리 해주는 것이 관건이다. 버피 점프는 버피 테스트에 점프 동작을 연결한 것이다. 점프를 통해 유산소의 강도를 높여준다. 1회 10~20회 반복한다.

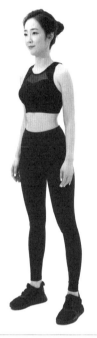

양다리는 어깨너비로 벌린 뒤
바른 자세로 선다.

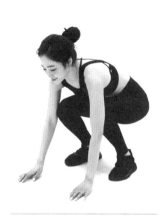

상체를 숙이며 양팔로 바닥을 짚는다.

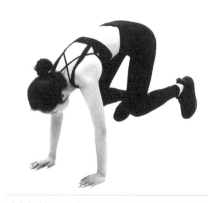

양팔에 힘을 주고 상체를 지탱하고 다리를 뒤로 빼준다.

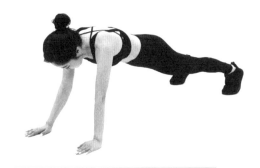

양다리를 뒤로 최대한 뻗어 몸 전체가 일자가 되게 하고
온몸의 근육을 조여준다.

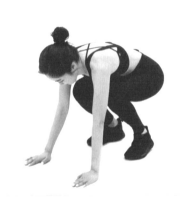

양쪽 무릎을 동시에 가슴으로 당겨준다.

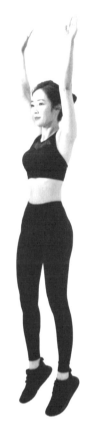

연속으로 점프 동작을 이어간다.
(20회 3세트를 해준다.)

점프 스쿼트

보통의 스쿼트는 체력을 키우는 것은 물론 허벅지와 엉덩이의 탄력도 높여주고 자세 교정 효과도 기대할 수 있는 운동이다. 점프 스쿼트Jump Squat는 스쿼트 자세로 앉았다가 뛰어오르는 동작으로 스쿼트보다 강도가 높아 칼로리 소모가 많고 유산소 효과도 극대화한 운동이다. 하체 다이어트에도 많은 도움이 된다.

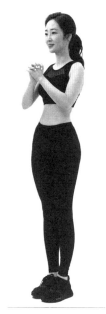

허리, 상체를 꼿꼿하게 편 상태로 선다.

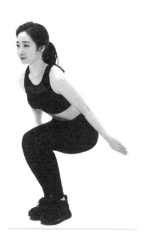

두 팔을 아래로 내리면서 내려앉는다.

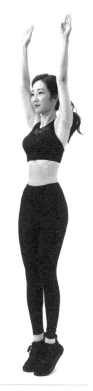

올라갈 때는 점프를 하고 내려올 때는 스쿼트 자세로 앉는다.

4장

약사 제니의
안티에이징
영양제 처방전

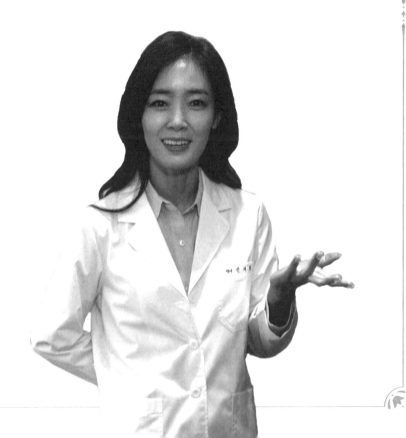

많이 먹어서 살은 찌는데 왜 기운은 나지 않는 걸까? 이유는 바로 비타민과 미네랄 부족이다. 각종 비타민, 미네랄, 코엔자임Q10 등 영양제 성분은 우리 몸의 당화산물을 억제하고 활성산소를 없애준다. 건강과 젊음을 동시에 유지시켜 준다. 다이어트와 안티에이징을 위한 영양제 레시피는 다르지 않다. 영양 밸런스를 맞추면 비만이 해결되고 건강이 유지되며 젊음까지 오래도록 지켜나갈 수 있다.

1

안티에이징에는
영양 밸런스가 중요합니다!

몸은 비만인데 영양은 부족한 환자들

2019년 국가검진 결과 국민 10명 중 4명이 비만으로 조사되었다. 자칫 체지방이 넘치는 비만과 '영양 과잉'이 사회적 문제가 아닌가 싶은 생각도 든다. 그러나 신기하게도 2019년 국민건강영양조사 발표에 따르면 영양섭취 부족자(영양부족) 비율이 2013년 8.4%에서 2017년 13.4%로 지속적으로 증가하고 있다. 이는 단백질, 탄수화물, 지방 이외 칼슘, 철, 비타민A, 리보플라빈(B_2) 등 섭취량이 평균필요량(또는 영양권장량)에 미치지 못한 이들이 증가하고 있기 때문이다.

우리는 영양 과잉이면서 곧 영양이 부족한 '영양 불균형'의 시대를 살고 있다. 열량은 넘치나지만 우리 몸에 꼭 필요한 비타민과 미네랄은 여진히 많이 부족하다. 영양 불균형은 비만 인구에서 더 많이 나타난다. 비만 환자들 중에는 "많이 먹어서 살은 쪘는데 힘이 너무 없다."라는 이들이 유독 많다. 배가 고파서 밥을 먹으면 기운이 나고 에너지가 솟아야 하는데 힘은 없고 살만 쪘다. 이들을 대상으로 영양 관련 검사를 해보면 대부분 비타민과 미네랄이 부족하다는 결과지를 받아보게 된다.

세포가 에너지 생성을 잘하기 위해서는 미량영양소가 필요하다. 자동차를 운전하기 위해서 휘발유와 함께 엔진 오일도 필요한 원리와 같다. 자동차를 움직이는 에너지가 휘발유에서 나오는 것은 맞지만 엔진 오일이 기능하지 못하면 최적의 에너지가 나올 수 없고 자동차의 엔진도 금방 망가진다.

미량영양소가 없으면 우리 몸속 세포는 원활히 활동할 수 없다. 에너지가 지속적으로 순환하지 못해 몸은 에너지로 가득 차더라도 에너지를 사용할 수 없는 상태가 된다. 사용하지 못하는 에너지는 체지방으로 저장돼 비만이 더 심해지게 된다.

현재까지 세포 에너지 생성 과정에서 필수적이라고 밝혀진 미량영양소는 비타민B군, 비타민C, 비타민E, 코엔자임 Q10, 알파 리포산, 구리, 마그네슘, 망간, 인 등으로 매우 다양하다. 비타민B군 복합제는 탄수화물과 지방 대사, 에너지 대사, 합성에 관여하고 비타민C는 활성산소를 줄여준다. 코엔자임 Q10은 에너지 합성 과정에서 중요한 역할을 담당하고 마그네슘은 지방분해와 에너지 대사에 중요한 역할을 한다.

비만한 사람일수록 미량영양소의 부족이 쉽게 나타나는 데는 여러 가지 이유가 있다. 가장 큰 원인은 '편식'이다. 좋아하는 음식을 제한 없이 먹어서 비만이 되는 경우가 흔하니 마찬가지 이유로 영양 불균형이 나타난다. 미량영양소가 들어 있지 않은 패스트푸드, 가공식품, 인스턴트만 먹는 편식은 살은 찌지만 영양소는 부족한 상태가 되게 한다. 원푸드 다이어트도 일종의 편식으로 영양 결핍의 원인이 된다.

보통의 다이어트도 영양 부족의 원인이 된다. 비만 환자들이 운동을 해서 체지방을 내보낼 때는 비타민B군과 칼슘, 마그네슘, 철분 등 다양한 영양소가 필요하다. 그런데 살을 빼겠다고 채소와 과일 그리고 탄수화물 위주로 식사를 하다 보면 이러한 영양소를 섭취하기가 어렵다. 비타민B군, 칼슘, 마그네슘과 철분이 동물성 식품에 많이 들어 있기 때문이다. 지용성 비타민인 비타민D와 비타민E도 비만인들에게 두드러진 결핍 영양소다. 비만한 사람은 신체활동이 적어 햇빛 노출량이 상대적으로 부족하고 그러다 보니 피부에서 비타민D가 덜 합성된다. 비만하면 비타민D의 생체이용률도 떨어져 같은 양을 투여해도 비타민D의 농도가 정상인의 50%밖에 되지 않는다는 연구결과도 있다.

현대인의 불규칙한 식습관, 가공식품 증가, 오염물질 증가, 감소된 영양가 등도 미량영양소 섭취율을 떨어뜨린다. 마찬가지로 스트레스, 비만, 트랜스지방과 고칼로리 음식, 환경호르몬과 중금속 증가 등도 영양 불균형의 원인으로 지목되고 있다.

마지막으로 비만 자체도 미량영양소 결핍에 영향을 미친다. 비만하기 때문에 미량영양소 부족이 심화되는 경우도 있다. 지방 연소를 위해 미량영양소가 많이 필요한데 들어오는 미량영양소는 한계가 있으니 미량영양소의 결핍이 더 두드러진다.

결과적으로 비만 환자들의 다이어트를 위해서도 미량영양소 보충은 꼭 필요하다. 실제 많은 연구에서 비만 환자들에게 알맞은 미량영양소를 보충해주는 것만으로 다이어트 효과가 나타난다는 결과를 얻었다. 나 역시 미량영양소를 보충하면서 자연스럽게 비만을 해소한 환자들을 여럿 보았다. 비만 환자에게 비타민B군과 크롬 등 종합

비타민과 오메가3 지방산, 유산균을 꾸준히 복용시켰더니 살이 빠지면서 건강도 좋아졌다.

에너지 대사에 필요한 미량영양소가 부족한 경우는 '소변 유기산 검사'로 손쉽게 확인할 수 있다. 하지만 검사비용이 종합비타민 가격보다 비싸다. 일단 영양제를 섭취하면서 다이어트 효과가 나타나는지 확인하는 것이 여러 면에서 더 효과적이다.

영양 밸런스가 맞춰지면 치유는 저절로 일어난다

개인적으로 나는 약사지만 영양제에 대해서는 크게 관심이 없었다. 젊었을 때는 질병을 치료하는 약들에 더 관심이 많았고 치료 효과를 높이기 위해 어떤 약을 어떻게 조합하는 게 좋을지가 더 궁금했다. 그랬던 내가 영양제에 관심을 갖기 시작한 건 몇 년 전 남편이 공항에서 쓰러지는 사고를 겪은 후이다.

남편은 당시 여러 가지 일로 극심한 스트레스를 받고 있었다. 거기에 고된 일정으로 일하다 보니 심장을 부여잡고 쓰러지는 상황까지 벌어졌던 것이다. 병원에서 남편의 얼굴을 본 순간 평상시 건강관리를 위해 더 신경을 써야겠다는 생각을 하게 됐다. 그리고 내 본업이 약사이다 보니 영양 면에서 부족한 부분은 없는지 적극적으로 체크해 보게 되었다. 그날부터 건강과 체력을 좋게 하는 영양제 조합에 관심을 갖기 시작했고 이전보다 더 열심히 공부를 하기 시작했다.

영양제를 공부하면서 느낀 것 중 하나는 우리 영양의 밸런스를 맞추면 몸은 스스로 건강해지고 젊어지도록 애를 쓴다는 것이다. 필요한 영양을 적재적소에 공급해 주면 우리 몸은 '치유'를 위해 스스로 일을 한다. 쌓여 있던 체지방을 덜어내고 혈압과 당뇨 등을 조절해 건강을 찾고 피부까지 좋아진다.

우리는 가끔 무슨 병이 있는 것은 아닌 것 같은데 컨디션이 좋지 않다고 느끼는 때가 있다. 나 역시 그런 때가 있었고 강연장에서도 그런 분들을 많이 만난다. 한 번은 학기 초에 아이의 반 모임에 갔다가 한 아이의 엄마와 건강 상담을 나누게 되었다. 아이 친구의 엄마는 병원에 가면 아무 이상이 없다는데 자신의 컨디션이 좋지 않아서 생활하기가 힘들다며 어떻게 하면 좋겠냐며 상담을 해왔다. 잦은 감기와 복통이 있지만 특별한 질환은 없는데 피부가 건조하고 머리카락도 생기가 없었다. 먹는 습관이나 생활습관을 물어보니 어려서부터 비위가 약해 생선은 일절 먹지 않는다고 했다. 운동은 규칙적으로 해보려 애를 쓰는 중인데 체력이 나빠서 잘되지 않는다고 했다.

나는 "밑져야 본전이니 오메가3를 한번 드셔보세요."라고 권했다. 오메가3 지방산이 부족하면 염증성 질환이 잘 생기고 콜레스테롤과 트리글리세라이드 증가로 인한 피로나 건조한 피부 등의 증상이 나타날 수 있다. 이야기를 들은 아이 친구 엄마는 반신반의하는 얼굴로 그러마라고 했다. 그런데 한두 달쯤 지나 우연히 마주쳤을 때 보니 얼굴이 좋아 보였다. 서서히 상태가 좋아지는 것 같고 생활하기도 이전보다 훨씬 수월해졌다는 이야기였다. 나는 이때다 싶어 오메가3 외에 종합비타민과 프로바이오틱스도 추가로 먹어보길 권했다. 아이 친구 엄마의 반응은 전보다 적극적이었다. 그리고 수개월이 지나 학기가 끝나고 만난 얼굴은 이전과는 달랐다. 굉장히 생기가 넘쳤다. 3개월 전부터 수영을 다니기 시작해서 요즘은 너무 좋다는 이야기였다. 엄마들 사이에서도 다크서클이 없어지고 피부에 윤기도 생겨 5년은 젊어진 것 같다며 그녀의 변화는 화제가 됐다.

물론 누구에게나 적용되는 것은 아니고, 이 질환에는 이 영양제로 성립되는 것은 없다. 나는 그녀에게 맞춤별로 다가갔고, 그게 그녀에게 맞았던 것이다.

영양 밸런스가 건강, 젊음, 삶의 컨디션을 좌우한다

내가 비만인들에게 영양제를 추천하는 데는 두 가지 이유가 있다. 첫째는 몸속 대사 과정에 필요한 미량영양소를 공급해서 체지방 분해가 잘 이루어지도록 하기 위해서다. 체지방이 잘 분해되면 살이 빠지니 대사도 잘되서 가벼워지는 효과가 있다. 둘째는 미량영양소가 우리 몸을 덜 녹슬고 덜 나이 들게 하기 때문이다. 건강에 관여하는 많은 영양 성분은 안티에이징에도 좋은 역할을 한다.

아직까지 인간의 노화에 대해 명확하게 해명된 것은 없다. 최근에는 DNA 복제 횟수의 한계와 텔로미어의 관계가 주목받고 있다.

DNA 복제 횟수의 한계와 텔로미어의 관계

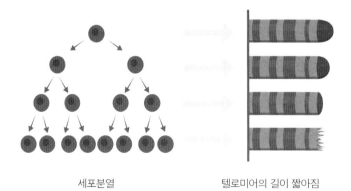

세포분열   텔로미어의 길이 짧아짐

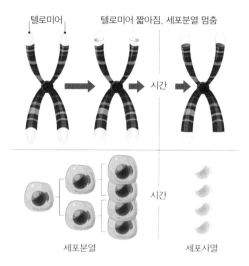

텔로미어 짧아짐, 세포분열 멈춤

텔로미어

시간

세포분열　　　세포사멸

텔로미어의 길이는 생체 나이와 밀접한 연관이 있다.

2009년 노벨생리의학상*의 주제이기도 하다. 염색체의 양끝 부분에 달려 있는 단백질 사슬인 텔로미어는 염색체를 보호하는 뚜껑 구실을 하며 '염색체 고리'라고 불린다. 세포가 분열할 때마다 텔로미어의 길이가 조금씩 짧아지는데 일정 길이 이상 줄면 세포가 분열을 멈추고 DNA가 쉽게 손상될 수 있다고 한다. 이렇게 해서 건강한 세포가 만들어지지 않음으로써 우리 몸이 노화된다는 이론이다.

　텔로미어의 길이는 생체 나이와 밀접한 연관이 있는 것으로 밝혀졌다. 그런데 텔로미어를 짧게 만드는 것으로 지목되는 것은 설탕, 가공육, 술, 포장음식 등이다. 흔히 우리가 알고 있는 '안 좋은 음식'을 먹으면 텔로미어가 짧아진다. 반대로 텔로미어의 길이를 계속 유지시켜 젊음을 지키는 방법도 연구되고 있다. 텔로미어 길이가 짧아지

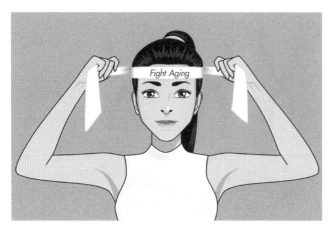

건강을 지키는 식습관은 생체시계도 되돌려 젊음도 유지할 수 있게 한다.

는 것을 막아 노화를 억제하고 더 나아가 텔로미어 길이를 늘여 노화를 거꾸로 되돌리는 방법을 찾고자 많은 연구가 거듭되고 있다. 그런데 연구결과는 의외로 간단했다. 바로 음식, 운동, 수면, 사고 습관 등을 바꿔 스트레스를 해결하고 건강을 유지하면 텔로미어의 길이가 늘어난다는 것이었다. 한마디로 건강을 지키는 식습관은 생체시계도 되돌려 젊음도 유지할 수 있게 한다는 것이다. 텔로미어 이론에서도 건강과 안티에이징은 정비례 관계에 있다는 것을 쉽게 알 수 있다.

앞서 세포 손상을 막기 위해서는 최종당화산물과 활성산소로부터 세포를 보호해야 한다는 이야기를 꺼냈었다. 각종 비타민, 미네랄, 코엔자임Q10 등 영양제 성분은 우리 몸의 당화산물을 억제하고 활성산소를 없애준다. 건강을 유지시켜 주는 동시에 젊음도 유지시켜준다. 다이어트와 안티에이징을 위한 영양제 레시피는 다르지 않다. 영양 밸런스를 맞추면 비만이 해결되고 건강이 유지되며 젊음까지 오래도록 지켜나갈 수 있다.

2

오메가3 지방산과 비타민

몸속 염증을 잡아주는 오메가3 지방산

우리 몸에서 식욕과 체중을 조절하는 렙틴은 지방조직에서 분비되는데 포만감을 느껴서 식사를 멈추게 하는 역할을 한다. 우리는 렙틴 덕분에 일정하게 체지방을 유지할 수 있다. 그리고 렙틴은 체지방에서 분비가 되기에 체지방이 증가하면 그 양도 많아진다.

그런데 체지방이 많아지고 렙틴의 분비량이 많아져도 먹는 것을 멈추기 어려울 때가 있다. 바로 호르몬 수용기가 작용을 잘 못할 때다. 오메가6 지방산이나 트랜스지방산 등 좋지 않은 지방을 과잉 섭취해서 염증이 나타나면 호르몬 수용기의 작동에 문제가 생긴다. 체지방이 늘어나 렙틴을 많이 분비해도 식욕을 떨어뜨리지 못하게 된다. 늘어난 식사량이 유지되면 계속 체지방이 늘어나 점점 체중도 늘어나게 된다.

이때 오메가3 지방산은 몸속 염증을 잡아주어 다이어트에 도움을 준다. 오메가6과 오메가3의 지방산 불균형으로 살이 찌기도 하는데 현대의 식사가 오메가6으로 편중되다 보니 지방산 불균형을 초래한다. 이때 식욕을 증가시키고 지방을 합성한다. 그러나 오메가3를 섭취해주면 그 균형이 맞추어가고 식욕을 낮추고 지방이 분해되는 쪽으로 가고 항염증회로 쪽으로 작동하게 된다. 흔히 오메가3 지방산은 혈액의 흐름을 좋게 해주는 영양분으로 알려져 있지만 다이어트를 하는 사람들에게도 꼭 필요한 영양성분이다. 비만 혹은 과체중에 혈압도 높은 환자들의 경우 오메가3 지방산을 섭취했을 때 다이어트 효과가 뛰어나다. 고혈압, 고지혈증, 루푸스나 류마티스 관절염 등의 자가면역성 질환, 동맥경화와 심장병에도 도움을 준다. 특히 내장지방이 많아서 중성지방 수치가 높은 경우 이를 낮추는 효과가 있다.

워싱턴대 영양학 연구팀은 정크푸드 속 탄수화물이나 당분처럼 인공적으로 정제되고 가공된 식물성 기름을 대신해 오메가3 지방산이 많이 들어간 자연식품 속 지방을 많이 먹으면 뇌 속의 염증을 줄임으로써 체중 유지에 도움을 준다는 사실을 알아냈다. 또한 벨기에 루벤가톨릭대 신진대사와 영양학연구소에서도 쥐들에게 건강한 미생물이나 박테리아가 포함된 영양식 먹이를 제공한 결과 포도당 내성*을 획기적으로 개선해 체중과 체지방 양을 줄이고 근육량을 늘린 실험 결과를 발표한 바 있다.

지방을 분해한 형태인 지방산은 크게 포화지방산과 불포화지방산으로 나눌 수 있다. 불포화지방산은 우리가 알고 있는 몇 개의 지방산으로 구분이 가능하다. 오메가3 지방산, 오메가6 지방산, 오메가9 지방산이 모두 불포화지방산의 종류다. 그런데 왜 유독 오메가3 지방산만 강조해 먹으라고 하는 것일까? 오메가3 지방산은 세포를 조

---

* 생체에서 포도당을 대사하는 능력.

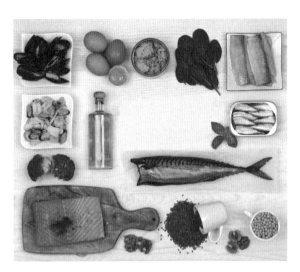

오메가3 음식

직하고 호르몬을 합성하는 등 여러 가지 일을 한다. 그러나 인간은 몸 안에서 오메가3 지방산을 생산해내지 못한다. 그러니 반드시 음식으로 섭취해 주어야 하는 것이다.

그런데 현재 우리의 음식은 점점 오메가3 지방산을 덜 먹는 쪽으로 변해가고 있다. 인류학자들은 인간이 다른 동물들과 달리 오메가3 지방산을 합성하지 못하는 이유를 과거에는 음식으로 충분히 오메가3 지방산을 섭취했기 때문이라고 추측한다. 수렵생활을 하며 생선과 조개와 같은 음식을 먹던 인류는 1만 년 전 농경생활을 시작해 식생활이 곡식 위주로 바뀌었다. 이전에는 흔하게 먹던 오메가3 지방산이 부족해진 결정적인 이유다.

여전히 오메가3 지방산은 다랑어나 아귀, 방어, 고등어, 꽁치, 잔어 등 흔히 잡을 수 있는 어류나 아욱, 미나리, 상추, 시금치, 호박, 고춧잎, 녹차, 토마토 등의 식물에도 많이 들어 있다. 하지만 인간이 바

닷가가 아닌 곳에서 생활하게 되고 과거에 많이 먹던 식품들도 자주 먹지 않게 되면서 오메가3 지방산의 섭취량이 절대적으로 줄어든 것이다. 오메가3 지방산은 우리 인체를 구성하는 가장 작은 단위인 세포에 바로 영향을 미친다. 인간은 10조 개 세포로 이루어진 동물이기 때문에 세포가 건강하지 못하면 절대 건강할 수 없다.

오메가3 지방산은 세포막을 형성하지만 홀로 세포막 형성을 담당하는 것은 아니다. 세포막은 불포화지방산, 포화지방산, 콜레스테롤이 어우러져 구성된다. 세포막은 세포의 모양을 잘 유지할 수 있을 정도로 단단해야 하고, 물질들이 잘 이동할 수 있을 정도로 유연해야 한다. 단단함과 유연함을 모두 갖추고 있어야 하는데, 오메가3 지방산은 세포막을 부드럽게 하는 쪽을 담당한다.

그리고 그 반대 기능을 담당하는 것이 오메가6 지방산이다. 많은 매체에서 오메가6 지방산이 불포화지방산인 데다 오메가3 지방산과 반대되는 일을 하기 때문에 안 좋은 지방산인 것처럼 소개하지만 사실 오메가6 지방산 자체가 나쁜 것은 아니다. 우리가 오메가6 지방산을 너무 많이 먹거나, 오메가3 지방산과 일정 비율을 맞춰서 먹지 못하기 때문에 결과적으로 몸에 나쁜 영향을 끼치는 것일 뿐이다. 대표적으로 오메가6 지방산이 너무 많아지면 세포막이 딱딱해지고 세포 대사가 떨어져 건강이 나빠지고 지방산 불균형으로 살이 찌는 것이다.

하루 생선 한 마리의 효과가 있는 오메가3 영양제

오메가6 지방산은 오메가3 지방산과 마찬가지로 인체에서 합성되지 않는 필수 지방산이다. 프로스타글라딘, 트롬복산, 류코트리엔 등

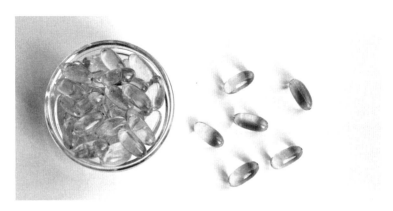

오메가3 영양제

과 같은 물질을 생산하고 염증반응, 혈액응고, 위산분비를 촉진한다. 오메가6 지방산은 성장, 피부, 생식, 적혈구 구조 유지에도 중요한 역할을 한다.

우리가 이토록 중요한 오메가6 지방산에 대해 일상적으로 신경을 쓰지 않는 이유는 이것이 식재료로 쓰이는 식물성 기름에 많이 함유돼 있기 때문이다. 콩기름, 참기름, 옥수수기름, 해바라기씨기름, 포도씨기름 등에 오메가6 지방산이 풍부해 우리가 먹는 음식으로도 충분히 섭취가 가능하다. 오히려 필요 이상으로 먹게 될 가능성이 높아 '과도한 영향'을 끼칠 수 있다. 그러니 일상적인 식사를 하는 일반인이라면 일부러 챙겨 먹을 필요가 없다.

오메가6 지방산을 많이 먹어서 오메가3 지방산과의 비율이 깨지면 세포막이 과하게 딱딱해지고 몸속 염증이 늘어난다. 전문가들이 제안하는 오메가6 지방산과 오메가3 지방산의 섭취 비율은 4대 1에서 10대 1 정도다. 안정적인 세포막 구성과 세포 기능을 위한 비율이므로 음식으로 섭취할 경우 이 비율을 맞추는 것이 좋다.

덧붙여 오메가3 지방산이 부족해서 섭취를 독려하기는 하지만 사실 우리 몸에서 오메가3 지방산이 오메가6 지방산을 초월한다고 해서 '더 건강해지는 것'은 아니다. 세포막을 부드럽게 하는 오메가3 지방산이 너무 과하면 오히려 세포 조직이 취약해진다. 주식이 해산물이어서 오메가3 지방산을 많이 섭취했던 북국의 에스키모인들은 상처가 생기면 지혈이 되지 않았고 상처가 심하면 과다출혈로 사망하는 일도 있었다. 혈액응고에 관여하는 오메가6 지방산이 부족한 때문이었다. 같은 이유로 현대 의학에서는 수술 전후에 혈전용해제를 먹는 환자들에게는 오메가3 지방산 보조제 섭취를 제한하고 있다.

오메가3 지방산을 더 세분하면 들기름에 많이 함유된 리놀렌산과 생선에 많이 함유된 DHA와 EPA로 구분할 수 있다. EPA와 DHA는 세포막을 안정화시키는 역할을 한다. 아라키돈산과 DHA는 영아와 소아의 두뇌 발달을 돕는다고 알려져 있다.

오메가3 지방산은 고등어나 정어리와 같은 등푸른 생선을 비롯하여 호두나 잣과 같은 견과류, 아마씨유(플랙시드유flaxseed), 들기름 등에 많이 함유돼 있다. 또한 오메가3 지방산에는 항염증 작용과 대사증진 작용 외에도 혈액을 맑게 하는 효과가 있다. 혈액의 중성지방 수치를 낮추는 효과도 있다.

오메가3 지방산의 이상적인 섭취량은 하루에 3그램 정도다. 하루에 생선 한 마리를 먹는다면 가볍게 섭취할 수 있는 양이다. 다만 오메가3 지방산은 열에 약하므로 가능하면 구이보다는 익히지 않은 날 것을 먹는 것이 좋다고 한다.

영양제로 먹는 오메가3 지방산은 EPA와 DHA가 포함돼 있는 것으로 식용 가능한 어류로부터 만든 경우 180그램당 밀리그램 이상인 제품들이다. 조류 유래 원료는 300그램당 밀리그램 이상, 하프물범 유래 원료는 120그램당 밀리그램 이상이 담겨 있어야 한다. 1일 섭취량은 EPA와 DHA를 합하여 하루 0.5~2그램이다. 대부분의 오메가3 지방산 제품은 0.7~1그램으로 제작돼 있다.

한편 미국식품의약국FDA에서는 생선에서 유래한 오메가3 지방산은 하루 3그램 이상은 섭취하지 않도록 권고하고 있다. 위장에 부작용이 생길 수 있고 생선 기름에 포함된 지용성 비타민이 약간의 독성을 띨 우려가 있기 때문이다.

오메가3 지방산은 정제도가 높은 제품을 고르는 것이 좋다. 비린내가 심하게 난다면 부패한 어류로 만들어진 제품일 수도 있으므로 주의해야 한다. 너무 장기간 보관하거나 불 근처에 방치해서 오메가3 지방산이 산패됐을 수도 있다. 보관 방법을 숙지하고 기한을 넘긴 오메가3 지방산은 먹지 않아야 한다.

오메가3 지방산의 경우 소화효소가 부족한 분들은 지방을 소화하지 못해 불편할 수도 있다. 오메가3 지방산을 먹는 것이 너무 거북하고 생선 냄새의 트림이 많이 난다면 일반 소화 효소제를 함께 섭취해 불편을 줄여나가도록 한다.

에너지 대사를 높여주는 비타민

우리 몸에서는 산소 공급과 3대 영양소의 대사, 호르몬과 효소의 작용, 비타민과 미네랄의 원활한 기능, 염증물질과 독성물질의 제거, 미토콘드리아 에너지 합성 등이 끊임없이 계속되고 있다. 우리가 모르는 사이에 생화학 공장이 쉬지 않고 돌아가는 셈이다. 따라서 아무리 적게 사용되는 영양소라도 그중 한두 개가 빠지면 생화학 공장에 문제가 생긴다.

비타민B군은 몸속 대사에 관여하는 보조효소의 구성 재료로 중요한 기능을 한다. 항산화 물질로 알려진 비타민C는 조직의 중요 구성 물질인 '콜라겐'을 만들 때 필요하다. 부족하면 콜라겐 합성이 잘 되지 않는다. 비타민K는 '혈액응고 인자'를 만드는 과정에 사용되고 비타민E는 세포막의 항산화 작용을 한다. 비타민D는 칼슘의 흡수, 바이러스 질환 예방, 인슐린 분비 등에 관여한다. 비타민A 유도체는 항암제나 여드름 치료제 등에 사용된다. 이처럼 눈부신 비타민의 활약은 절대로 과소평가해서는 안 되는 것이다. 대표적인 미량영양소인 비타민의 존재가 밝혀진 것은 고작 100여 년 전이다. 19세기 말까지만 해도 인간은 단백질, 탄수화물, 지방, 미네랄 등 네 가지만 있으면 생명과 건강에 문제가 없다고 생각했다. 이것들만 '필수영양소'라고 불렀다.

그러나 1890년 네덜란드의 크리스티안 에이크만이라는 법의학 교수가 각기병을 연구하면서 비타민을 발견하기 시작했다. 백미를 먹인 닭은 각기병에 걸리지만 현미를 먹인 닭은 건강한 것을 확인하고 현미에 각기병을 치료하는 물질이 들어 있다고 생각했다. 후에 다른 과학자들이 현미에 들어 있는 각기병 치료 물질이 비타민B임을 알아낸 것이다. 결국 그는 항신경염성 비타민의 발견으로 1929년 노벨 생리의학상을 수상했다. 그리고 1911년 폴란드 출신 화학자 캐시미어 뭉크에 의해서 생명vital의 아민amine이라는 뜻에서 비타민vitamine이라는 이름이 만들어진다. 영국의 생화학자 프레더릭 홉킨스는 성장 촉진 비타민을 발견한 공로로 1929년 노벨 생리의학상을 수상했다.

그런데 우리들은 비타민이 제5의 '필수영양소'인 것을 자주 잊어버린다. 필수영양소란 몸 안에서 만들어내는 것이 어렵거나 만들어지는 양이 충분하지 않아서 외부에서 꼭 섭취해야 하는 영양소이다. 정상적인 식사를 한다면 대부분은 충족될 수 있지만 불규칙한 식습관으로는 이 적은 양도 맞추기가 어렵다.

비타민은 총 13가지로 크게 수용성과 지용성으로 나뉜다. 물에 녹는 수용성 비타민에는 '비타민B군(티아민, 리보플라빈, 나이아신, 판토텐산, 피리독신, 비오틴, 엽산, 코발라민 등)'과 '비타민C'가 있다. 기름에 녹는 지용성 비타민에는 비타민A, D, E, K 등이 있다.

수용성 비타민은 주로 탄수화물, 아미노산, 핵산 등의 대사 과정에서 보조적인 역할을 한다. 비타민C는 안전한 비타민으로 불리며 소변으로 쉽게 배설된다. 일시적으로 과량 복용하더라도 몸 안에 쌓이지 않아 비교적 안전하기도 하다. 흔히 비타민C 하면 과일을 떠올리지만, 귤이나 키위에 있는 비타민C를 제외하면 과일류의 비타민 함량은 그리 많지 않고 종류도 한정적이다. 그에 비하면 육류와 곡류에 훨씬 더 많은 비타민이 있다.

지용성 비타민은 말 그대로 기름에 녹는 비타민이다. 음식을 통해 흡수될 때도 지방을 이용하고 체내에서도 지방 조직에 녹아 들어가므로 몸 안에 오래 머무는 특징이 있다. 이중 최근 관심이 높아진 비타민D가 부족하면 골밀도의 감소, 근력 약화, 근육과 뼈의 통증, 심혈관 질환의 위험도 상승, 면역력 약화로 인한 호흡기 질환의 발생률도 올라간다. 더불어 비타민D를 적게 섭취하는 사람이 많이 섭취하는 사람에 비해 비만이 되기 쉬운 것으로 밝혀졌다. 여성들의 경우,

폐경 이후 칼슘과 비타민D를 꾸준히 복용한 경우 비만이 될 확률이 낮아진다. 그러나 보다 더 정확한 섭취 용량을 위해 혈액검사를 추천한다.

이처럼 고용량의 지용성 비타민 제제는 주의가 필요하다. 비타민A와 D는 수용체에 결합해 약처럼 작용을 나타내지만 과량 복용 시 문제를 일으킬 수도 있다. 비타민D는 장과 신장에서 칼슘의 흡수를 증가시키는데 투여되는 양에 비례해 칼슘 흡수도 많아진다. 때문에 활성화 형태의 비타민D를 과량 투여하면 드물긴 해도 '고칼슘혈증'을 유발할 수 있다. 비타민A의 특성도 유사하다. 심하면 임산부의 경우 기형아 출산의 위험도 있다. 약물로 비타민제를 고함량 투여하는 경우는 전문가와의 상담이 꼭 필요하다.

꾸준히 그리고 충분히 복용해야 하는 비타민

비타민 13종의 역할을 잘 살펴보면 건강뿐만 아니라 비만 치료에도 비타민이 필요하다는 것을 쉽게 알 수 있다. 굳이 다이어트에 필요한 비타민을 꼽으라면 비타민B군을 빼놓을 수 없다.

비타민B_1(티아민)은 탄수화물과 에너지 대사에 필요하고 비타민B_2와 B_3는 체내 에너지 생성에 필요하다. 이를 세분화해 보면 비타민B_1은 당질대사 보조효소이고 비타민B_2(리보플라빈)와 B_3(나이아신)는 지방질 대사에 관여한다. 그리고 아미노산과 단백질의 보조 효소로서 나이아신(B_3)은 산화와 환원 등의 탈수소 효소로도 쓰인다. 이들 비타민이 부족하면 아무리 노력해도 날씬한 체질이 될 수 없다. 비타민B_5(판토텐산) 역시 지방, 탄수화물, 단백질 대사와 에너지 생

비타민 종류와 음식

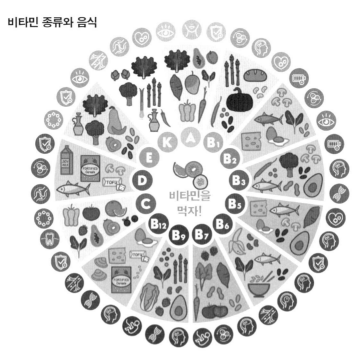

비타민 13종의 역할을 잘 살펴보면 건강뿐만 아니라 비만 치료에도 비타민이 필요하다는 것을 쉽게 알 수 있다.

성에 필요하다.

비타민B₆는 피리독신이라고도 하는데 면역에 매우 중요하다. 또한 심장병의 위험을 알려주는 호모시스테인을 낮추는 비타민 B₆, B₉, B₁₂ 성분이 정상적인 아미노산으로 전환하는 데 중요한 역할을 한다. 비타민B₉은 보통 엽산으로 불린다. 임산부들은 엽산이 부족하면 태아의 신경계에 이상이 생길 수 있다. 비타민B₆(피리독신)와 함께 심장병을 막아주는 역할도 한다. 비타민B₉(엽산)이 모자라면 폐암이나 대장암이 발생할 수도 있다. 또한 비타민B₁₂(코발라민)는 혈액을 만드는 데 꼭 필요한 성분이다. 다행히 필요량이 소량이고 몸에 많이

종류	기능성 역할	풍부한 음식
비타민B_1 (티아민)	탄수화물과 에너지 대사에 필요	현미, 쌀겨, 생선
비타민B_2 (리보플라빈)	체내 에너지 생성에 필요	우유, 계란, 치즈, 콩
비타민B_3 (나이아신)	체내 에너지 생성에 필요	생선, 계란, 간
비타민B_5 (판토텐산)	지방, 탄구화물, 단백질 대사와 에너지 생성에 필요	고기류, 효모, 통밀
비타민B_6 (피리독신)	① 단백질 및 아미노산 이용에 필요 ② 혈액의 호모시스테인 수준을 정상으로 유지하는 데 필요	양배추, 효모, 계란, 콩
비타민B_7 (비오틴)	지방, 탄수화물, 단백질 대사와 에너지 생성에 필요	계란 노른자, 효모
비타민B_9 (엽산)	① 세포와 혈액 생성에 필요 ② 태아 신경관의 정상 발달에 필요 ③ 혈액의 호모시스테인 수준을 정상으로 유지하는 데 필요	푸른 잎채소, 현미
비타민B_{12} (코발라민)	정상적인 엽산 대사에 필요	생선, 계란, 우유 등 동물성 식품

축적되어 있어 무리 없이 쓸 수 있다.

일상생활에서 비타민B군이 한 번 더 빛을 발할 때는 바로 '술을 마셨을 때'다. 간에서 알코올을 분해할 때 마그네슘과 아연과 함께 비타민B군이 쓰인다. 비타민B군이 많은 어패류, 회, 조개류, 미역을 먹으면 술이 덜 취하고 숙취도 덜한 것은 이 때문이다.

보통의 다이어트 식단은 식사량 자체가 적다. 따라서 일상적인 식단에서 섭취가 가능한 비타민일지라도 섭취량이 줄어들 수밖에 없다. 몸을 지키는 보험 차원에서 종합비타민제나 칼마디(칼슘, 마그네슘, 비타민D) 보충제 정도는 섭취해주는 것이 좋다. 그리고 종합 비타민제의 경우 수용성 비타민과 지용성 비타민이 함께 들어 있는데 수용성 비타민은 빈 속에 먹어도 되지만 개인에 따라서 속쓰림이나 위장관 트러블로 인해 식후 복용이 더 나은 경우가 많고 지용성 비타민은 자연식품에 들어 있는 지방과 만나면 인체 곳곳 필요한 데 자동적으로 배달되기 때문에 식사와 함께 섭취하는 것이 더 좋다. 종합해보면 종합 비타민은 식후 복용이 낫다. 칼슘제도 단독보다는 마그네슘이나 비타민D가 같이 들어 있는 보충제를 추천한다.

　운동을 하면 근육합성이나 지방대사 에너지 소모가 많아지기 때문에 비타민과 미네랄도 더 필요해지니 반드시 보충해주어야 한다. 다만 비타민B, C는 일시적으로 많은 양을 투여한다고 해서 체내에 오래 머무는 것은 아니기 때문에 평소에 꾸준히 그리고 충분히 복용해주는 것이 좋다.

3

프로바이오틱스, 코엔자임Q10, 칼마디

장 건강을 지켜주고 비만세균도 잡는 프로바이오틱스

우리 인체에는 인간만 사는 것이 아니다. 수많은 미생물(세균)들이 함께 산다. 지금까지 밝혀진 바에 따르면 인체에 존재하는 미생물 수는 인간세포 수보다 10배나 많은 100조 개가 넘는다고 한다. 무게도 2킬로그램에 육박한다.

이 미생물들이 사는 곳을 추려보면 입(100억 개), 피부(1조 개), 위(1만 개), 소장(1조 개), 비뇨생식기계(1조 개), 그리고 대장(1000조 개)이다. 소화를 담당하는 장기인 대장에 압도적으로 많은 미생물이 살고 있다.

미생물은 인체의 다양한 곳에 살면서 다양한 일을 담당한다. 그중 대표적인 것이 소화와 에너지 조절이다. 대장에 많은 미생물이 살고 있는 점에 주목해야 한다. 음식의 소화 흡수에 미치는 미생물의 영향이 그만큼 어마어마하다는 이야기다.

대장에 있는 세균은 크게 유익균, 중간균, 유해균으로 구분할 수 있

유익균	소화 흡수 향상
락토바실러스	면역력 증가
비피도박테리움	비타민 합성

건강 유지

중간균	기회주의자
대부분의 장내세균	유익균이 우세할 땐 유익균의 역할을!
	유해균이 우세할 땐 유해균의 역할을!

유해균	장내 부패 촉진
병원성 대장균	발암물질 생성
웰치균, 식중독균	악취가스 발생

질병유발
노화

다. 장내 세균의 안정적 비율은 유익균이 30%, 중간균이 60~65%, 유해균이 5~10%를 차지하는 것이다. 대부분의 장내 세균인 중간균은 유익균과 유해균의 비율을 보고 자신의 역할을 결정한다. 유익균이 우세할 때는 유익균의 역할을 하고 유해균이 우세할 때는 유해균의 역할을 한다. 세 가지 세균이 균형 잡힌 상태를 유지하면 모두가 편안한 상태가 된다.

유익균으로 불리는 대표적인 균들은 락토바실러스Lactobacillus과 비피도박테리움Bifidobacterium이다. 이 균들은 소화 흡수를 향상시키고 면역력을 증가시키며 비타민 합성도 돕는다. 건강을 유지하고 건강한 몸매를 유지하도록 돕는 것이다. 유해균은 몸에 해로운 병원성 대장균이나 웰치균, 식중독균을 말하며, 이들이 장내 부패를 촉진하고 발암물질을 만들며 악취와 가스를 발생시킨다.

비만과 관련해 눈에 띄는 세균은 '퍼미큐테스Firmicutes(의간균)'와 '박테로이데스Bacteroidetes(후벽균)' 는 세균이다. 두 세균은 장내 세균 중 90%를 차지하는 균들인데, 비만한 사람들의 장을 살펴 본 결과 두 세균 가운데 피르미쿠테스Firmicutes가 더 많았다고 한다.

다이어트를 한다고 뚱뚱한 사람이 저칼로리 식단으로 체중감량을 시도하면 장내 피르미쿠테스는 줄고 박테로이데스는 늘어든다. 피르미쿠테스는 음식물에서 칼로리를 추출하는 능력이 훨씬 뛰어나므로 피르미쿠테스가 줄고 박테로이데스가 늘어나는 것은 비만을 해소하는 데 영향을 준다.

체중에 따라 장내 세균의 구성비가 달라지는 것은 장내 세균이 사람이 먹는 음식의 영양소를 에너지원으로 살아가기 때문이다. 사람들이 먹는 음식에 따라 세균이 먹을 수 있는 먹이가 달라지고 그에 따라 활성화되는 세균이 달라진다. 대표적으로 피르미쿠테스는 지방과 단백질을 먹고 이를 분해하는데 세균이 분해한 영양소는 그만큼 장에 잘 흡수된다. 우리 몸에 많이 존재하는 세균이 먹이로 삼는 영양분은 체내에 흡수와 축적이 잘 이루어진다.

평소 몸에 좋은 음식을 먹는 식습관을 들이면 장내 비만 세균을 줄이면서 다이어트에도 성공할 수 있다. 즉 피르미쿠테스를 줄인다면 비만을 예방하고 살을 뺄 수 있다는 공식이 만들어진다. 그런데 피르미쿠테스를 줄이는 방법이 매우 이상적인 식습관과 닮아 있다. 패스트푸드를 줄이고 식이섬유를 섭취하는 등 식이요법을 진행하면 피르미쿠테스균이 줄어든다. 프로바이오틱스를 먹는 것도 큰 도움이 된다.

장까지 살아서 갈 수 있는 유익균을 많이 섭취해야 한다

WHO가 정의한 프로바이오틱스는 '건강한 사람의 장에 살며 충분한 양을 섭취했을 때 건강에 좋은 효과를 주는 살아 있는 균'이다.

유산균, 요거트의 한 성분이자 김치의 성분으로 알려져 있기도 하다. 시판되는 프로바이오틱스는 유익균이 많이 담겨 있는 '세균총'이다. 섭취를 통해 장내 유익균을 늘리고 유해균을 줄여준다.

　장에는 수많은 종류의 유익균이 살며 장 기능을 건강하게 유지시켜 주고 외부 물질의 침입이나 감염 등과 맞서 싸운다. 그런데 현대 생활에서 자주 접하게 되는 알코올, 스트레스, 항생제는 이러한 균형을 무너트린다. 이렇듯 장내 유익균이 사멸하거나 세균총의 균형이 깨질 때 프로바이오틱스를 먹으면 유익균 증식에 도움이 된다. 프로바이오틱스는 장의 점막을 튼튼하게 하고 장벽에 유산균이 증식해 세균이 장에 달라붙지 못하게 한다.

　WHO 프로바이오틱스 전문가 위원회에서는 여러 가지 균들 중 기능성과 안전성을 고려하여 비피도박테리움과 락토바실러스를 지정하고 섭취를 권장하고 있다. 현재까지 알려진 프로바이오틱스는 대부분 유산균인데 관련법에 따라 시판되는 건강기능식품에는 유산균이라는 말 대신 프로바이오틱스라는 말을 많이 쓰고 있다. 입으로 섭취한 프로바이오틱스는 위와 장을 지나면서 위산이나 담즙 등에 의해 많은 수가 죽고 일부만 살아남아 장에 도달한다. 장내 환경을 좋게 하기 위해서는 그 효능과 효과를 숙지하고 충분한 양의 프로바이오틱스를 섭취하는 것이 좋다.

　최근에는 프로바이오틱스의 생식을 돕기 위한 먹이인 식이섬유가 '프리바이오틱스'로 개발되었다. 프로바이오틱스와 프리바이오틱스를 합해 신바이오틱스라는 제품이 나오기도 했다. 최근에는 포스트바이오틱스라고 해서 유산균 배양 건조물로 유산균이 만들어낸 유기산, 즉 박테리오신, 부티레이트, 효소, 아미노산, 펩타이드 등 유산

프로바이오틱스

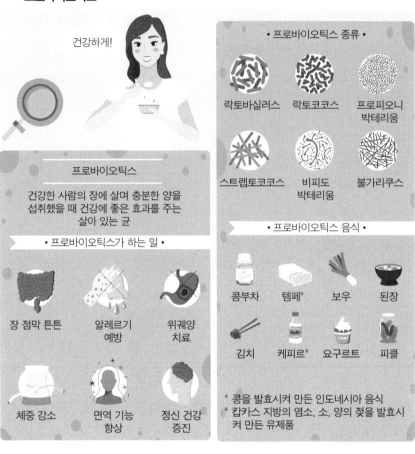

건강하게!

프로바이오틱스

건강한 사람의 장에 살며 충분한 양을 섭취했을 때 건강에 좋은 효과를 주는 살아 있는 균

• 프로바이오틱스가 하는 일 •

장 점막 튼튼

알레르기 예방

위궤양 치료

체중 감소

면역 기능 향상

정신 건강 증진

• 프로바이오틱스 종류 •

락토바실러스

락토코코스

프로피오니 박테리움

스트렙토코코스

비피도 박테리움

불가리쿠스

• 프로바이오틱스 음식 •

콤부차

템페*

보우

된장

김치

케피르*

요구르트

피클

* 콩을 발효시켜 만든 인도네시아 음식
* 캅카스 지방의 염소, 소, 양의 젖을 발효시켜 만든 유제품

균 대사산물이 있다. 이들 제품은 면역기능을 조절하고 고지혈증, 당뇨 등의 대사증후군 예방에도 도움이 된다고 한다. 우리나라의 경우 식품의약품안전처가 기능성을 인정한 프로바이오틱스는 19가지다. 가장 친숙한 균은 WHO에서도 인정한 '락토바실러스Lactobacillus'인데 흔히 요구르트에 들어 있다.

프로바이오틱은 종류에 따라 효능 면에서 약간의 차이가 있다. 균의 종류와 제조사가 모두 다르니 프로바이오틱스를 고르는 일이 쉽지 않고 제품에 표기된 균수의 차이도 크다. 원하는 효능을 가진 균이 많이 들어 있는 제품을 고르는 것이 좋지만, 잘 모를 때는 되도록 다양한 균이 혼합된 것이 그나마 낫다. 프로바이오틱스는 '살아 있는 균'으로 온도에 민감하기 때문에 유통 과정에서 사멸할 수 있다. 처음부터 많은 유익균을 섭취해야 장까지 살아남아 기능을 발휘할 가능성이 크다.

식약처는 1일 섭취량 1억~100억 마리(10의 8승~10의 10승 CFU)의 균을 가진 제품에 건강기능식품 허가를 내주고 있다. 집락형성단위CFU, Colony Forming Unit란 '세균 군집을 형성할 능력이 있는 세균 수'로 살아 있는 세균의 수와 같은 의미이므로, 숫자가 클수록 좋은 것이다. 식약처의 권장 복용량은 요거트와 같은 식품으로는 도저히 섭취할 수 없는 양으로, 장 건강과 면역 그리고 비만의 문제를 안고 있는 경우 프로바이오틱스 제제로 보충해주는 것이 좋다.

그렇지만 모든 것은 밸런스가 중요하다. 지나치게 섭취하면 경우에 따라 가스가 차거나 구토감을 유발할 수 있으니 상황별 개인차 관련 전문가와 상담받고 구입해야 한다.

에너지 합성을 도와주는 코엔자임Q10

인간의 몸은 10조 개 이상의 세포로 구성되어 있다. 한 개의 세포가 에너지를 내기 위해 사멸하기까지는 100만 번의 화학반응을 일으키는데 이와 같은 화학반응에서 빼놓을 수 없는 것이 효소다. 영양소가 휘발유라면 효소는 배터리라 할 수 있다. 화학반응을 일으키는 촉매인 효소가 없다면 화학반응은 일어나지 않고 에너지도 만들어지지 않는다.

코엔자임Q10은 다른 말로 유비키논ubiquinone이라고 하는데 '어디에서나 발견된다.'라는 뜻이다. 동식물을 가리지 않고 모두 가지고 있기 때문이다. 실제 코엔자임Q10은 동물세포와 식물의 엽록체 안에 존재하며 에너지를 합성할 때 사용된다. 그리고 사람의 몸속에서 코엔자임Q10은 에너지를 만드는 과정에서 전자가 연속적으로 운반될 때 보조제 역할을 한다.

우리 생체에서 에너지를 생산하는 가장 작은 단위는 세포이고 세포 속에는 미토콘드리아라는 발전소가 있다. 실제 발전소에서 전기를 생산하듯이, 미토콘드리아에서는 우리 몸에서 필요한 생체에너지를 만든다. 발전기 가동에 비타민B 복합체와 코엔자임Q10이 보조효소로 쓰인다. 인간은 에너지가 없으면 살 수 없고 코엔자임Q10이 없으면 에너지가 만들어지지 않으므로, 코엔자임Q10은 인간이 살기 위해 없어서는 안 되는 성분이라 하겠다.

코엔자임Q10은 단백질이나 DNA, 지질이 산화되는 것을 막아주는 작용도 한다. 비타민C나 비타민E와 함께 항산화제로 섭취하기 때문에 일반인들에게는 항산화제로 더 잘 알려져 있다. 만성피로나 고혈압, 심장 질환이 있는 경우에 에너지 증진과 항산화 능력을 높여준다.

콜레스테롤을 감소시키는 약물을 복용 중인 사람은 필수적으로 코엔자임Q10을 먹도록 권고하고 있다. 콜레스테롤 합성을 막는 약물은 코엔자임Q10의 생성도 억제하니, 콜레스테롤은 조절 돼도 코엔자임Q10의 저하로 에너지 생성에는 지장을 받을 수 있기 때문이다.

나이가 들수록 코엔자임Q10은 양이 현저하게 줄어든다. 20대 비중을 기준으로 40대에는 30%가 감소하고 80대에는 70%가 감소한다. 코엔자임Q10은 피부의 표피와 진피에 약 10 대 1로 존재하는데 미토콘드리아에서 생성된 에너지는 피부 세포에 활력을 주고 피부를 탄력 있게 유지시켜 준다. 코엔자임Q10이 감소하면 콜라겐, 엘라스틴의 생합성이 줄어 피부 탄력이 떨어지고 노화가 진행된다.

코엔자임Q10은 인체 내에서 합성할 수 있지만 질병이 있거나 에너지가 충분히 필요한 사람에게는 추가적 공급이 필요하다. 비만 치료를 하는 경우에는 음식이 제한되고 충분한 에너지를 내서 체지방을 줄여야 하기 때문에 추가적으로 섭취하는 것이 좋다. 더구나 코엔자임Q10을 지속적으로 공급해 주면 에너지 대사를 극대화시켜 장기의 기능을 정상화시키고 항산화 기능을 활용해 노화를 지연시킬 수도 있다.

코엔자임Q10이 풍부한 음식은 콩 종류, 현미, 달걀, 살코기, 시금치 등이다. 하지만 이렇게 음식으로 섭취할 수 있는 코엔자임Q10의 양은 하루에 3~5밀리그램 정도다. 식약처에서 권하는 하루 섭취량(90~100밀리그램)에는 미치지 못하는 것이다. 통상 영양제로 나와 있는 코엔자임Q10은 1알에 30~100밀리그램이 들어 있다. 식전보다는 식후에 섭취하는 것이 좋고 저녁보다는 아침에 섭취하는 것이 좋다.

뼈 건강과 체중조절에 효과 있는 칼슘제

우리는 칼슘 하면 뼈 건강을 먼저 떠올린다. 그런데 칼슘은 뼈 건강뿐만 아니라 인체의 다양한 곳에 영향을 미친다. 근육의 수축과 이완, 심장박동, 신경전달물질의 분비, 효소의 활성화, 세포의 분열 등 여러

칼슘 결핍

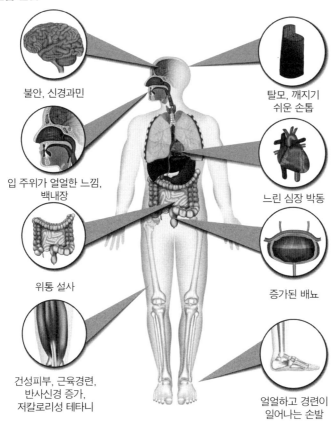

불안, 신경과민

탈모, 깨지기 쉬운 손톱

입 주위가 얼얼한 느낌, 백내장

느린 심장 박동

위통 설사

증가된 배뇨

건성피부, 근육경련, 반사신경 증가, 저칼로리성 테타니

얼얼하고 경련이 일어나는 손발

영양소의 대사 작용에도 관여한다. 기본적으로 세포막을 통해 체내 물질의 이동을 조절하는 역할을 하는 칼슘은 골밀도뿐만 아니라 당뇨, 대장암 예방 그리고 체중조절에도 도움이 된다. 저칼로리 식사를 주로 하거나 골다공증이 걱정된다면 칼슘제로 보충하는 것이 좋다.

얼마 전에는 칼슘 섭취가 적은 사람들은 충분한 사람들에 비해 체중이 더 증가하고 체질량지수도 높은 것으로 밝혀졌다. 칼슘은 신진대사의 속도를 증가시켜 이미 저장돼 있는 지방을 연소시키고 새로

칼슘 효능

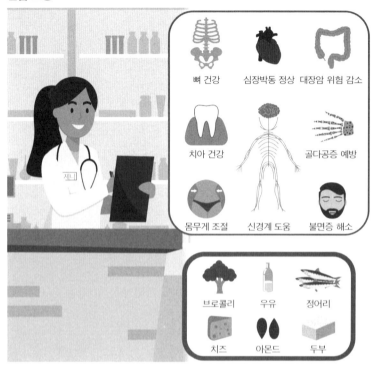

운 지방이 저장되는 것을 막아 준다. 또한 칼슘은 비만이나 인슐린 저항성과 관련된 대사 경로에 중요한 역할을 담당한다. 특히 칼슘은 위장관에 있는 지방산과 결합해 지방산을 몸 밖으로 배설시키는 일에도 관여한다. 때문에 칼슘이 부족하면 손발톱이 갈라지고, 우울증, 불면증이 찾아온다고 알려져 있지만 비만도 찾아올 수 있다. 또한 칼슘은 피로로 인한 우울감, 초조감을 해소하는 데도 도움이 된다. 뒷목 통증과 어깨 결림까지 완화시켜 준다. 마그네슘, 비타민D, 비타민E, 비타민B와 함께 보충해주면 효과가 더 좋다.

이례적으로 미국과 캐나다 약사회에서는 월경전증후군PMS으로 짜증이 나고 우울감이 있을 때도 칼슘제를 추천하고 있다. 근육의 수축과 이완을 관장하는 칼슘과 마그네슘을 충분히 섭취하면 월경전증후군이 호전된다고 한다. 불면증을 치료하는 보조요법으로도 추천되고 있다.

하지만 한국인의 칼슘 섭취량은 권장 섭취량(700밀리그램)의 70% 수준이다. 짠 음식을 많이 먹는 것도 칼슘 흡수량을 낮추는 원인으로 지목되고 있다. 나트륨 섭취가 칼슘 배출을 유도하기 때문이다. 적정 칼슘을 먹는 것이 어렵고 그나마 섭취한 칼슘도 나트륨과 함께 몸 밖으로 빠져나가는 상황이라면 영양제로라도 보충을 해주어야 한다. 칼슘제는 다른 영양제에 비해 섭취 방법이 까다롭다. 인체는 한 번에 500밀리그램 이상의 칼슘을 흡수하지 못한다. 고용량의 칼슘제를 먹으면 소변으로 배출된다. 귀찮아서 한꺼번에 두세 알씩 먹으면 제대로 흡수도 안 되고 위장장애나 변비 등 부작용만 심해진다. 따라서 여러 번 나눠서 복용하는 것이 좋다.

칼슘제는 함유된 염의 종류(탄산칼슘, 인산칼슘, 구연산칼슘)에 따라 흡수율이 많이 다르다. 구연산칼슘이 흡수도 잘 되고 부작용도 적은 것으로 알려져 있다. 칼슘제를 먹고 속이 쓰린 경우는 구연산칼슘 성분을 복용하면 증상이 개선된다. 신장결석 위험도 적어서 안정성이 높다. 하지만 약국에서 판매하는 일반적인 칼슘제는 탄산칼슘이 많다. 탄산칼슘은 산성 환경에서 잘 흡수되므로 밥을 먹고 위산이 나올 때 복용하는 것이 좋다.

흔히 칼슘과 함께 마그네슘, 구리, 아연, 비타민D도 함께 복용하는 경우가 많은데 '철분'은 칼슘의 흡수를 방해할 수 있으므로 함께 복용하지 않는 것이 좋다. 시간 간격을 두고 복용해야 한다.

4

효소 효과와 디톡스 효과

건강도 챙기고 살도 빼는 영양제 복약지도

비타민을 먹고 소화불량이나 복통을 호소하는 분들이 더러 있고, 비타민을 꾸준히 먹었는데 특별한 효과를 보지 못했다고 아쉬워하는 분들도 있다. 비타민으로 인한 불편을 줄이고 효과를 높이기 위해서는 '약을 잘 먹는 습관'을 들이는 것이 좋다.

가장 기본은 '약은 물과 함께 먹는다'는 것이다. 우유, 커피, 콜라, 주스 등과 함께 약을 먹으면 약효가 떨어지거나 부작용이 발생할 수 있다. 어떤 약이든 약을 먹을 때 미지근한 물을 충분히 마시면 약이 위장벽을 직접 자극해 나타나는 속쓰림이나 불편감을 줄일 수 있다. 완약이 식도를 통과해 위장에 도달하기까지 필요한 물의 양은 큰 컵으로 한 잔(240cc) 정도다. 충분히 물을 마시면 약이 위장까지 도달하는 데 5초밖에 걸리지 않는다.

다음으로 약은 되도록 구분해서 먹어야 한다. 여러 가지 약을 먹는 경우 한꺼번에 먹기도 하는데 되도록 아침, 점심, 저녁, 식전, 식후 구분해 먹는 것이 좋다. 흔히 비타민과 영양제에도 궁합이라는 것이 있으니 알고 참고하도록 한다. 모르고 같이 먹었을 경우 상호작용으로 그 효과가 떨어지기도 한다.

효과가 좋은 '약 대 약 궁합'은 오메가3 지방산과 비타민E다. 필수지방산 오메가3 지방산은 쉽게 산화되는 것이 특징이다. 비타민E가 필수지방산의 산화를 막는 역할을 해서 건강에 좋다. 칼슘과 비타민 D, 비타민E와 비타민K, 마그네슘도 함께 먹는 것이 좋다. 비타민D 는 칼슘이 장에서 흡수되는 것을 돕는다. 골다공증 개선을 위해 칼슘 을 먹는 경우는 비타민K도 함께 먹는 것이 좋다(항혈전제 드시는 분은 주의).

철분은 비타민C와 비타민E 그리고 셀레늄과 함께 먹으면 흡수율 이 높아진다. 핏속 철분이 산화되면 철분의 산소운반 기능이 감소하는데 셀레늄은 철분의 산소 운반 기능을 복구시켜 준다. 이 밖에도 비타민E와 코엔자임Q10, 엽산(B9)과 비타민B6(피리독신)와 비타민 B12(코발라민)도 함께 먹으면 좋다.

함께 먹으면 안 좋은 경우는 각별한 주의가 필요하다. 아연의 경우 칼슘 또는 철분제와 같이 복용하면 아연의 흡수가 방해받는다. 칼슘 또한 철분제와 동시 복용하면 안 된다. 철분제는 식품 속 영양소와도 상호작용하므로 공복에 드시길 권한다. 미네랄과 섬유질도 함께 먹으면 미네랄의 흡수가 방해돼 피하는 것이 좋다. 오메가3 복용이 출혈성 경향을 증가시킨다는 보고도 있으니 아스피린 같은 약을 복용하는 고혈압이나 당뇨 질환자들은 전문가와 상의하고 복용한다.

다음으로 '먹는 시기'를 살펴야 하는 약들을 알아보겠다. 항생제나 항진균제 성분은 음식물이 있을 때 더 흡수가 잘되므로 식후 즉시 먹는 것이 좋다. 소염진통제, 스테로이드제 등도 위장에 부담을 주어 속쓰림이나 소화불량을 일으킬 수 있다. 식후 즉시 복용하면 부작용을 줄일 수 있다.

이밖에 주사제에도 주의점이 있다. 흔히 영양주사로 알려진 포도당 수액은 혈당을 올릴 수 있기 때문에 당뇨 환자는 상황에 따라 투여해야 하고 전문의와 상의해야 한다. 수액 투여로 심장이나 신장 기능이 악화될 수 있으므로 심장이나 신장 기능이 저하된 환자는 주의해서 주사제를 선택해야 한다. 흔히 감기와 피로 등이 겹쳐올 때 병원에 가서 주사제를 처방해 달라고 하는 환자분이 많은데 한두 번은 괜찮지만 습관성 주사제 투여는 삼가야 한다.

주사는 약물을 손쉽게 혈액으로 전달해 약효가 빨리 나타나는 장점이 있지만 약을 먹는 경우보다 부작용이 심각하게 나타날 수 있다. 같은 약이라도 주사보다는 먹는 편이 안전하다. 입으로 약을 먹으면 위나 장에서 흡수되어 간의 해독작용을 거쳐 혈액을 타고 몸에 작용한다. 약효가 나타나는 시간이 좀 더 오래 걸릴 수 있지만 이것이 일반적인 안전한 약물 사용법이다. 혈관 주사는 응급처치, 소화기관의 질병으로 약물 흡수가 어려운 경우, 삼킬 수 없는 경우 선택되며 의사 판단하에 투여하면 될 것이다.

피로가 극심하거나 병중, 병후에 몸이 쇠약해져 빠른 회복을 위한 때 수액 주사에 의지하기도 하는데 대표적인 몇 가지만 알아보도록 하겠다. '마늘 주사'로 알려진 영양주사는 비타민B1과 알리신이 결합된 푸르설티아민이 주 성분이다. 비타민B1이 빠르게 흡수될 때 마늘 냄새가 난다고 해서 '마늘 주사'란 이름이 붙었다. 마늘 주사는 체내 곳곳에 비타민B1을 전달해 주는 역할을 한다. 피로회복이나 대사 증진의 효과는 있지만 이 효과가 오래 지속되지는 않는다.

완전 비경구영양TPN, total parenteral nutrition 영양주사 등은 아미노산, 지방, 단백질 혼합 수액제로 수분, 칼로리, 전해질을 공급하기 때문에 밥을 입으로 또는 장관으로 못 먹는 경우 밥 대신 주사로 영양을 공급해주기도 한다.

효소를 알면 건강해진다

건강 식단 이야기가 나오면 빠지지 않고 등장하는 것이 '효소'다. 흔히 김치나 된장 등 전통식품에 효소가 많은 것으로 알려져 있는데, 효소의 작용 원리와 기능을 모르면 식생활에서 그 장점을 살리기가 쉽지 않다. 효소의 기능을 잘 살리려면 미네랄과 비타민 섭취를 잘 해주어야 한다. 효소의 학문적 정의는 '단백질이라는 껍질에 둘러싸여 촉매 활동을 하는 생명체'다. 인체의 효소는 '소화효소(음식의 소화)'와 '대사효소(생명 활동)'로 나눌 수 있다.

소화효소는 우리 몸에 들어온 음식물을 소화하는 데 쓰인다. 우리 몸은 음식물의 종류에 맞춰 알맞은 소화효소를 선택하고 필요한 양을 분비한다. 보통 소화효소에는 '-ase'라는 접미어가 붙는데, 촉매의 화학반응 유형에 따라 이름이 달라진다. 아밀라아제amylase는 전분을 분해할 수 있지만 단백질이나 지방은 분해하지 못한다. 프로티아제protease는 단백질을, 리파아제lipase는 지방을 소화하는 효소다.

효소는 주로 단백질로 구성되어 있는데 성분상으로 보면 단백질로만 구성된 '단순효소'와 배합족(단백질이 아닌 부분)과의 복합체로 구성된 '복합효소'로 구분된다. 펩신과 아밀라아제, 리파아제 등의 소화효소는 단순효소지만 나머지는 대부분 복합효소다. 복합효소는 완전효소라고도 하는데 미네랄과 비타민 없이는 활성화되지 못한다는 특징을 가지고 있다. 뒤집어 이야기하면 미네랄과 비타민이 효소 작용에 최대 변수라는 뜻이다. 보통 효소에는 활성도를 높이는 적정 온도와 산도pH가 있다. 인간 몸속에서는 35~40℃일 때 가장 잘 활성화된다. 병에 걸리면 인체는 40℃까지 체온이 올라가는데 이는 몸속 효소를 활발하게 만들어 병을 빨리 치유하려는 몸의 반응이기도 하다.

또한 몸속에서 효소는 활동을 돕는 '보인자'의 도움이 필요하다. 보인자에는 '보조인자(보결 분자족)'와 '보조효소'가 있다. 보조효소를 영어로 하면 '코엔자임coenzyme'이라고 한다. 문자 그대로 효소(enzyme, 엔자임)를 보조co하는 역할이라는 뜻이다. 이름이 널리 알려진 코엔자임Q10은 '보조효소Q10'이라는 뜻이다. 미네랄은 효소 활동을 보조하는 대표적인 '보조인자'이고 비타민은 효소 활동에 필요한 대표적인 '보조효소'다. 효소가 사장이라면 미네랄과 비타민은 직원이라고 보면 된다. 그러나 효소의 작용에 비타민과 미네랄은 매우 중요한 역할을 한다.

몸속 효소가 제대로 작동하기 위해서는 미네랄이 잘 흡수되어야 한다. 불규칙한 식사, 무리한 다이어트, 편식, 영양분보다 칼로리가 넘치는 식사는 미네랄의 섭취량을 줄이고 흡수도 방해한다. 칼로리는 많아져도 활력을 높이는 에너지는 적게 생산될 수 있다. 따라서 골고루 먹고, 부족하다면 영양제로 보충해 주는 지혜가 필요하다.

디톡스 제제는 효과가 있을까?

체지방을 줄이고자 하는 사람들 사이에서 '디톡스 다이어트'는 꾸준한 인기를 끌고 있다. 할리우드 배우 안젤리나 졸리로 인해 레몬디톡스요법이 대중에 널리 알려졌는데 그 효과에 대해서는 설왕설래가 많고 레시피가 확정된 것도 많지 않다. 개인이 성분표를 확인하고 디톡스 효과가 나타날 수 있는지를 점검하기에도 무리가 있어 선뜻 권하기가 쉽지 않다.

디톡스 제제는 원래 서양문화에서 시작된 것이다. 단식하고 속을 비우면서 소화기관을 쉬게 할 때 에너지와 영양소 보충용으로 생과일야채 주스를 마셨던 것이 시초. 영양을 줄이자는 차원에서는 아예 안 먹으면 좋겠지만, 그러면 단식이 너무 힘들기 때문에 몇 시간 간격으로 과일야채주스를 마셨던 것이 우리나라에 들어오면서 '다이어트 식단' 혹은 다이어트용 영양제로 변형된 것 같다.

디톡스 제품은 과채주스(클렌즈)와 알약과 가루 형태가 있다. 과채주스는 과일과 채소를 가공하지 않고 그대로 갈아서 담은 것이고 알약과 가루는 과일과 채소를 분말 건조해 포장한 것이다.

개인적으로 디톡스 제제는 비타민과 미네랄의 영양소 보충제가 될 수 있다고 생각한다. 실제 디톡스 제품의 영양 성분표와 원재료명을 살펴보면 평이한 비타민으로 이루어진 것이 대부분이다. 알약과 가루의 패키지에서도 부족하기 쉬운 영양소 목록을 쉽게 확인할 수 있다. 비타민과 엽산 등 비타민 보충제에서 접할 수 있는 영양소들이다. 평소 과일과 야채를 먹기 어렵고 다이어트로 인해 식사량을 제한하는 경우 비타민과 미네랄 보충으로 디톡스 제품을 추천하기도 한다.

다만 시판되는 디톡스 제품을 먹을 때는 몇 가지 주의사항이 있다.

첫째, 당류가 많이 들어간 경우다. 디톡스 제품에는 과일즙만 들어 있는 것도 있지만 시럽이 첨가된 경우도 있다. 오렌지와 사과만으로 전체 분량의 60%를 넘는 채소주스도 있다. 디톡스 다이어트 프로그램을 할 때는 칼로리 제한으로 일시적으로 살이 빠질 수 있지만 과일의 과당은 중성지방을 올려 살이 찐다. 과일을 먹고 싶을 때는 간 것보다 껍질째 먹는 것을 권한다.

둘째, 씹는 것에 대한 욕구불만이 생길 수 있다. 주스만 반복해서 먹다 한때 식욕이 폭발해 폭식으로 이어지기도 한다. 간편하게 가지고 다니고 필요할 때 꺼내 먹을 수 있어서 편리하지만 식욕 자체를 막기는 어렵다는 점을 기억해야 한다.

셋째, 장 건강을 해치는 경우다. 디톡스 주스에는 식물성 생리활성 물질과 수용성 비타민이 많이 들어 있다. 디톡스 주스 과용 시 설사를 하는 사람도 있는데 복부팽만이나 설사가 지속되면 장내 세균총 이상일 수 있다. 주의가 필요하다. 비타민과 미네랄 등 영양 보충용으로 도움을 받을 수는 있지만 디톡스 제제만으로 하는 다이어트는 피하는 것이 좋다(요요도 금방 경험하게 될 것이다).

5

꼼꼼하게 따져보는
건강기능식품

더 꼼꼼히 따져보아야 할 건강기능식품

다이어트 열풍이 불면서 건강기능식품에 대한 관심도 매우 높아졌다. 한국건강기능식품협회의 조사에 따르면 우리나라 인구의 57%가 건강기능식품을 섭취하는 것으로 나타났다. 그런데 건강기능식품을 문의하는 분들을 만나보면 건강기능식품과 의약품 그리고 건강보조식품 등을 헷갈려 하는 경우를 종종 보게 된다. 약국에서 구입하는 경우는 의약품과 건강기능식품을 혼돈하기도 한다. 하지만 의약품과 건강기능식품 그리고 건강보조식품은 효과와 기능면에서 엄연히 다른 제품이다. 기대하는 역할과 효과에 따라 제대로 알고 복용해야겠다.

'의약품'은 식약처의 허가를 받은 약품이다. 본래 질병을 치료하거나 개선시키는 목적으로 허가·인증되었다. 전문의약품은 의사의 처방이 있어야 구입할 수 있지만 소화제나 종합감기약처럼 일반 의약품으로 구분된 약들은 처방전 없이도 구입이 가능하다. 요즘은 편의

점에서도 일부 안전상비약으로 판매를 하고 있는 실정이다.

그리고 건강기능식품은 식약처가 '특정 기능을 가진 동시에 안정성이 있다'고 인증해준 식품이다. 기능과 안전성을 갖추었지만 엄밀히 말하면 '식품'이라는 점을 기억하기 바란다. 분명 약은 아닌 것이다. 그런데 가끔 의약품과 건강기능식품의 구분이 애매한 경우가 있다. 일반인들이 가장 혼란을 많이 겪는 부분다.

예를 들어 유산균으로 알려진 프로바이오틱스의 경우 건강기능식품으로 많이 먹지만, 감기에 걸려 항생제를 먹어야 하는 경우나 위나 장이 불편한 경우에는 의약품으로 처방을 해주기도 한다. 건강기능식품으로 판매되는 것과 의약품으로 판매되는 것에는 성분상 차이가 없지만 의사가 "약으로 처방이 필요하다"고 판단한 경우에는 의약품으로 처방된다.

다음으로 건강보조식품은 말 그대로 건강과 활력을 증진시키기 위해 먹는 식품들이다. 어른들은 홍삼이나 매실, 영지버섯을 장기간 드시는 경우가 많은데 의학적으로 특별한 효능이 확인되지 않아도 먹는 사람이 그렇게 느끼는 경우가 많다. '나와 잘 맞는다.' '먹으면 컨디션이 좋다.'는 생각으로 부담 없이 먹기도 한다. 하지만 건강보조식품은 식약처에서 인증받은 것이 아니기 때문에 더 꼼꼼히 따져보아야 한다. 식약처 인증을 받으면 건강보조식품이 아닌 건강기능식품으로 취급되는 경우가 많다.

마지막으로 건강식품은 전통적으로 우리가 건강에 좋다고 생각하는 식품이다. 예컨대 콩, 인삼, 버섯류, 녹용 등이 건강식품에 속한다. 이런 식품들도 식약처에서 효능과 안전성을 인정받으면 건강기능식품이 될 수 있다.

모르면 독, 알면 약이 되는 다이어트 건강기능식품

다이어트를 하는 분들이 찾는 '체중조절용 건강기능식품'은 식약처의 인증은 받았지만 의약품처럼 장기간 대규모 연구가 진행되지는 않은 식품이다. 이에 대해서는 소규모 연구가 많으며 인증 절차에 필요한 연구가 진행된 것만은 확실하다. 다만 이는 식품으로서의 기능일 뿐 의약품처럼 즉각적인 효과와 효능을 기대하기는 어렵다는 점을 기억하면 좋겠다.

체중조절용 건강기능식품은 '먹으면 살이 찌지 않는' 기능과 안전성이 검증된 식품이다. 어떤 것이든 체지방 감소에 도움을 주거나 줄 수 있다는 판단 하에 기능성 원료로 인정된 제품들이다. 흔히 '다이어트 보조제'로도 불리는데 의료기관에서 처방하는 비만 치료제와는 근본적으로 다르다. 비만 치료제는 의약품으로서 방대한 연구 자료를 통해 효능과 안전성이 검증됐지만 체중조절용 건강기능식품은 의약품에 비길 수 있는 효능은 입증되지 않았다. 하지만 하루 권장 섭취량을 지킨다면 큰 부작용 없이 장기간 복용할 수 있다는 장점도 있다.

시중에서 판매되는 체중조절용 건강기능식품의 종류는 시상하부에 작용해 식욕을 억제하는 것, 지방분해 촉진, 대사활성화, 지방흡수 억제와 지방합성 억제의 5개 기전으로 나눌 수 있다.

〈체중조절용 건강기능식품의 기전〉

1. 시상하부에 작용해 식욕 억제: 시상하부를 자극해 식욕을 억제하는 기능성 식품으로는 가르시니아 캄보지아, 녹차 추출물, 식이섬유소, 카페인, 카테킨 등이 있다.

2. 지방분해 촉진: 지방분해 촉진 식품으로는 녹차 추출물, L-카르니틴, 공액리놀레산 등이 있다. 이러한 식품들은 흡수된 지방이 빠르게 산화돼 없어지도록 유도한다.

3. 대사활성화: 대사활성화에 도움이 되는 식품으로는 가르시니아 캄보지아, 공액리놀레산 녹차 추출물 등이 있다. 체지방으로 쌓이지 않게 하는 식품들이다.

4. 지방흡수 억제: 지방흡수 억제제로는 키토산, 식이섬유소, 글루칸이 있다. 이 식품들은 비만 치료제와 흡사하게 지방이 소장에서 소화·흡수가 덜 되도록 한다.

5. 지방합성 억제: 지방합성 억제에 도움이 되는 식품으로는 가르시니아 캄보지아, 녹차추출분말 등이 있다. 탄수화물이 지방으로 전환되는 과정을 방해하는 역할을 한다.

나는 마흔을 넘기면서 건강기능식품에 대한 관심도 높아지고 찾아 먹는 일도 잦아졌다. 건강기능식품 중에는 먹어도 별 반응이 없는 것도 있고 먹으면서 활력이 좋아지는 것을 느끼는 것들도 있다. 하지만 개인적으로는 체중조절용으로 건강기능식품에 대한 기대가 크지는 않다. 건강도 챙기고 다이어트에 대한 의지도 키울 겸 챙겨 먹는 정도다. 여러분도 단기간에 살을 빼겠다는 큰 기대보다는 건강을 챙긴다는 생각 정도로 접근할 것을 권한다. 또한 제품을 고를 때는 기초 정보를 갖고 꼼꼼하고 신중하게 접근하기를 권한다. 너무 많이 먹거나, 개인의 체질과 맞지 않은 것을 먹었을 때 나쁜 영향을 미칠 수도 있다.

몸에 이상을 느끼면 바로 섭취를 중단해야 한다

식품의약품안전처가 인정하는 '체지방 감소' 기능성 원료는 가르시니아 캄보지아 껍질 추출물, 공액리놀레산(유리지방산 및 트리글리세라이드), 히비스커스 등 복합 추출물, 녹차 추출물, 그린마테 추출물, 대두배아 추출물 등 복합물, 레몬밤 추출물 혼합분말, 중쇄지방산함유 유지, 콜레우스포스콜리 추출물, 깻잎 추출물, L-카르니틴 타르트레이트, 식물성유지 디글리세라이드, 이렇게 13가지다. 이중 시판되고 있는 다이어트 보조식품은 가르시니아 캄보지아, L-카르니틴, 공액리놀레산, 키토산, 카페인, 카테킨 등이다.

이들 식품에 대해 의약품안전처는 효능에 따라 1~3단계로 등급을 분류하고 있다. 1등급 인정은 연구 자료를 통해 해당 원료의 생리학적 효과 또는 기전이 명확하게 증명되고, 바이오마커(체지방량, 체질량지수, 허리둘레, 허리-엉덩이둘레 비율 등)가 개선된 효과가 다수의 인체적용시험에서 확인된 경우다.

2등급이 되려면 가능성이 있는 생리학적 효과 또는 기전을 연구 자료를 통해 추측할 수 있어야 하고, 바이오마커 개선 효과가 1건 이상의 인체적용시험 무작위 배정RCT, Randomized Controlled Trial에서 확인돼야 한다. 3등급은 생리학적 효과 또는 기전을 추측할 수 있는 연구 자료는 있지만, 인체적용시험에서 확인되지 않았을 때 인정한다.

13가지 기능성 원료 중 생리활성기능 1등급으로 인정된 것은 가르시니아 캄보지아 껍질 추출물뿐이다. 나머지는 대부분 '생리활성기능 2등급'으로 '체지방 감소에 도움을 줄 수 있음'이라고 표기되어 있고, 그린마테 추출물 중 일부는 '생리활성기능 3등급'으로 인정되기도 했다.

체지방 감소 기능성 원료 섭취 시 주의점

원료명	주의사항
가르시니아 캄보지아 껍질 추추물	산부와 수유기 여성은 섭취 피할 것 (간·심장·신장 기능 이상시 섭취에 주의)
공액리놀레산 (유리지방산)	위장장애 발생 주의 (영유아·임산부 섭취 삼갈 것. 식사 조절·운동 병행이 바람직)
공액리놀레산 (트리글리세라이드)	위장장애 발생 주의 (영유아·임산부 섭취 삼갈 것. 식사 조절·운동 병행이 바람직)
히비스커스 등 복합추출물	식사조절과 운동을 병행해야 효과적
녹차 추출물	카페인 함유로 초조감·불면 가능성
그린마테 추출물	특별한 주의사항 없음
대두배아 추출물 등 복합물	알레르기성 비염·천식·우유 알레르기 가진 사람은 섭취 주의 (임산부·수유기 여성·어린이 섭취 주의)
레몬 밤 추출물	혼합분말 알레르기 반응 나타나면 섭취 중단·섭취 후 진정작용 가능성 (임산부·수유기 여성·어린이 섭취 주의)
중쇄지방함유	특별한 주의사항 없음
콜레우스포스콜리 추출물	항응고제·혈압약 복용시 섭취 주의 (임산부·수유기 여성·어린이 섭취 주의)
깻잎 추출물	임산부·수유기 여성·어린이 섭취 주의
L-카르니틴 타르트레이트	특별한 주의사항 없음
식물성유지 디글리세라이드	특별한 주의사항 없음

(자료: 식품의약품안전처)

체지방 감소 기능성 원료는 다이어트에 도움을 주지만 섭취할 때
주의해야 할 점도 있다. 식약처에서는 가르시니아 캄보시아 추출물
의 경우 간과 심장과 신장에 기능 이상이 발생할 수 있고, 공액리놀
레산은 위장장애가 우려된다고 지적했다. 녹차 추출물은 카페인 함
유가 높아 초조감, 불안, 불면을 유도할 수도 있으므로 주의해야 한

다. 이 밖에도 몇몇 주의사항이 있지만 섭취 시 몸의 상태를 살피고 부작용이 나타났을 때는 복용을 중단하거나 양을 줄이면 쉽게 해결할 수 있다.

그린마테 추출물이나 중쇄지방산함유물, L-카르니틴 타르트레이트와 식물성 유지 디글리세라이드의 경우는 특별한 주의 사항이 없다고 하지만 개인차가 있기 때문에 전문가와 상의하고 본인에게 맞는 제품으로 섭취해야 한다.

6

지방 전환과 흡수를
막는 식품

탄수화물의 지방 전환을 막는 가르시니아 캄보지아

가르시니아 캄보지아Garcinia cambogia는 비만 치료에 긍정적인 영향을 미친다는 주장으로 주목받고 있는 성분이다. 건강기능식품 기능성평가에서 유일하게 생리활성기능 1등급을 받은 덕분에, 가르시니아 캄보지아 추출물을 이용한 건강기능식품에는 '체지방 감소에 도움을 줌'이라고 표기가 가능하다. 부작용에 대한 보고도 많지 않고, 또한 한국인은 주로 탄수화물(당분)을 섭취해 체지방을 늘리는 특성이 있는 만큼 효과가 기대되는 건강기능식품이기도 하다.

가르시니아 캄보지아 추출물HCA은 열대지방에서 자라는 가르시니아 캄보지아 열매의 껍질을 물 또는 주정으로 추출한 다음 칼슘, 칼륨, 나트륨의 염기를 붙여서 만든 것이다. 원래 가르시니아 캄보지아는 인도 남서부에서 자생하는 열대 식물인데, 인도와 남부 아시아에서는 수세기 동안 이 열매를 돼지고기와 생선 요리, 카레의 향신료로 사용했다고 한다. 그러나 1969년 미국 브랜다이스대학에서 가르시니아 캄보지아의 다이어트 기능을 처음 연구했고 열매 껍질에 체지방 감소기능 성분인 수산화구연산HCA, Hydroxycitric acid이 10~30% 함유돼 있는 것을 확인했다. 이 성분 덕분에 식욕억제와 체중 감소 효과를 보인다.

체지방이 만들어지는 경로는 크게 두 가지다. 첫 번째는 삼겹살처럼 원래부터 기름기가 많은 식품으로 섭취한 지방이 소장에서 소화·흡수돼 몸에 쌓이는 '직접적 경로'다. 그리고 두 번째는 흰쌀밥이나 밀가루 음식 등으로 섭취한 탄수화물이 혈중 포도당으로 바뀌었다 간과 근육에서 체지방으로 합성되는 '간접적 경로'다. 탄수화물이 우리 몸에 너무 많이 들어와서 쓰고 남으면 간과 근육에서 글리코겐 (당분의 저장형태)이라는 물질로 바뀌었다가 최종적으로 체지방으로 전환된다. 어떤 경로를 거치든, 일단 몸속에 쌓인 체지방은 물에 녹아서 몸 밖으로 배출되지 않기 때문에, 활동을 통해 태워 써버려야 없앨 수 있다.

가르시니아 캄보지아 껍질 추출물은 두 번째 간접적 경로에서 체지방 차단 효과가 있다. 한국 사람들이 체지방을 만드는 경로에 작용하므로 의미 있는 역할이라고 하겠다. 가르시니아 캄보지아 껍질에 포함된 수산화구연산HCA은 잉여 탄수화물의 지방전환을 막아준다. 탄수화물이 지방으로 바뀌는 과정에서 ATP 시트레이트 리아제ATP-citrate lyase라는 특정한 효소가 작용하는데, 수산화구연산은 이 효소의 활동을 막아 탄수화물이 지방으로 바뀌지 못하게 한다.

또한 수산화구연산은 사람이 행복한 기분을 느끼게 하는 동시에 식욕을 억제하는 '세로토닌'의 분비를 촉진한다. 지방세포에서 분비되는 식욕억제 단백질인 렙틴의 민감도를 높여서 지질 대사를 원활하게 하기도 한다. 당분으로부터 글리코겐의 합성을 촉진시켜 포만감을 높이는 식욕억제의 효과도 있다. 건강기능식품으로 인정받기 위해서는 수산화구연산이 600그램당 밀리그램 이상 함유되어 있어야 한다.

별다른 부작용이 없는 가르시니아 캄보지아 추출물이지만, 성호르몬에 특별한 영향을 주지 않는다는 연구결과가 있음에도 월경 주기에 변화가 생겼다는 일부 보고도 있다. 때문에 전문가의 상담을 권고하고 있다.

덧붙여 가르시니아 캄보지아 추출물은 탄수화물의 지방 전환을 막는 기전인 만큼 평소 탄수화물을 많이 섭취하지 않는 사람은 효과를 보기 어렵다. 닭가슴살만 먹으면서 다이어트를 하는 사람은 가르시니아 캄보지아 껍질 추출물을 아무리 먹어 봐야 살이 빠지지는 않는다.

지방 연소를 도와주는 L-카르니틴 효과

흔히 지방을 잘 태워주는 것을 'L-카르니틴 효과'라고 한다. L-카르니틴은 건강한 사람의 간과 신장에서 합성되는 물질로서 체내 당과 지방의 연소를 도와 체중 관리 효과를 낸다. L-카르니틴은 아직까지 우리나라에서는 잘 알려져 있지 않지만 중국과 일본에서는 인기가 높다고 한다. 지방의 연소를 돕는 기전 때문에 전세계 시장규모가 1억 3,000만 달러 수준에 이를 것이라는 예측도 있다.

원래 L-카르니틴은 철, 비타민B1, B6, 라이신Lysine, 메티오닌Methionine을 원료로 체내에서 합성돼 근육과 장기에 존재하는데 그

양이 많지는 않다. L-카르니틴은 지방산을 근육에 있는 미토콘드리아에 운송하는 일을 한다. 미토콘드리아는 근육 내 존재하는 '에너지 공장'이다. 지방산은 미토콘드리아에 홀로 들어갈 수 없고 CPT1이라는 수용체를 이용해야 하는데 L-카르니틴이 없으면 CPT1이 지방산을 태워 주지 않는다. 지방산과 L-카르니틴이 합쳐져야 CPT1을 타고 미토콘드리아에 들어갈 수 있다. 이렇게 미토콘드리아에 들어간 지방산은 에너지 공장에서 에너지로 바뀐다.

때문에 L-카르니틴이 활발히 움직이면 심장, 간, 골격근의 지방 축적을 예방한다. 또한 당뇨환자의 지방대사 부전을 방지하고, 알코올성 지방간의 억제, 혈중 중성 지방량 감소, 체중 감소, 심장병 예방, 근육활동 증진, 노화억제 등의 효과가 있는 것으로 알려져 있다. 그러나 L-카르니틴이 활발히 활동해 지방을 잘 태우기 위해서는 한 가지 조건이 갖춰져야 하는데 바로 '공복'이다. 체지방감소 기능식품인 L-카르니틴도 배불리 먹을 때는 효과가 없다.

지방이 분해된 지방산이 우리 몸에 에너지 대사를 담당하는 미토콘드리아에 들어가려면 앞서 설명한 대로 CTP1 수용체와 카르니틴이 있어야 한다. 지방산은 미토콘드리아 막을 통과하면서 아세틸$_{coA}$가 된다. 그런데 세포 안에 아세틸$_{coA}$가 많아지면 L-카르니틴는 아세틸$_{coA}$를 밖으로 내보낸다. 그대로 중성지방이 만들어지는 것이다. 중성지방은 체지방으로 들어가 체지방을 불린다.

정리하자면 L-카르니틴의 역할을 결정하는 것은 몸속 에너지의 양이다. 에너지가 필요하지 않은데 에너지가 넘치면 지방산이 지방이 되는 것을 막을 수는 없다.

L-카르니틴은 특별한 주의사항이 없는 안전한 건강기능식품이지

만, 굶은 상태에서 지방을 잘 태운다는 특징을 기억해야 한다. 따라서 L-카르니틴의 효과를 보려면 덜 먹어야 한다. 일반적으로는 운동 1~2시간 전에 L-카르니틴을 복용할 것을 권한다. 운동을 하면 지방산 대사가 왕성해지기 때문이다. L-카르니틴은 손상된 근육을 재생시키는 데도 도움을 준다.

지방세포를 스스로 소멸하게 유도하는 공액리놀레산

흥미롭게도 공액리놀레산CLA, Conjugated Linoleic Acid은 온갖 생활습관병의 주범으로 꼽히는 트랜스지방의 일종이다. 하지만 가공식품에 들어간 트랜스지방과 달리, 비만과 상관없는 유익한 지방으로 건강기능식품으로 인증받았다.

공액리놀레산의 대표적인 기능은 체지방 감소다. 지방세포에 지방이 축적되는 걸 막고 동시에 세포 내 미토콘드리아를 활성화시켜 기초대사를 촉진시킨다. 또한 노화한 지방세포가 스스로 파괴되도록 유도해 지방세포 수를 감소시키는 작용도 한다. 동물의 간, 지방조직, 근육조직에서 베타 산화작용을 증가시키고 에너지 소비 증가 및 산화 촉진 작용을 통해서 지방 분해 촉진 작용도 한다. 따라서 체지방 감소가 나타나고 체중조절 작용도 나타난다. 또한 지방세포의 아폽토시스(Apoptosis, 유전자로 제어되는 능동적인 세포의 죽음)도 증가시킨다는 보고가 있다.

건강기능식품 중에 공액리놀레산과 감마리놀레산은 이름이 비슷해 약국을 찾는 분들도 많이 헷갈려 하는데, 둘 다 불포화지방산의 일종이면서 우리 몸에 좋은 효능이 있다는 공통점이 있지만 효과는 다르다. 감마리놀렌산은 '혈행 개선'에, 공액리놀레산은 '체지방 감소'에 영향을 주는 건강기능식품이다. 비슷한 이름 때문에 헷갈리지 말고 효능과 효과를 제대로 알고 구별해 먹어야 한다.

불포화지방산 안에는 오메가3 지방산과 오메가6 지방산이 있다. 오메가3 지방산과 오메가6 지방산처럼 인체에서 합성되지 않고 식품으로 섭취해야 하는 지방산을 필수지방산이라고 한다. 오메가6 지방산 안에 공액리놀레산과 감마리놀렌산이 있다. 보통 오메가6 지방산이 염증을 유발하고 혈전을 만드는 것과 달리 공액리놀레산과 감마리놀렌산은 건강기능식품과 의약품으로 허가를 받을 만큼 건강에 좋은 역할을 한다. 중성지방과 콜레스테롤을 낮추는 등 심혈관 질환을 예방하는 것이다.

감마리놀레산은 주로 식물성 기름에서 발견되는데 천연에서는 달맞이꽃 종자유나 블랙커런트씨유, 보리지 오일 등에 함유돼 있다. 그리고 지방 흡수를 막고 지방세포를 소멸하는 '비만 치료 효과'를 가지고 있는 공액리놀레산은 소장에서 지방이 흡수되는 과정을 방해해 지방세포의 축적을 억제하고 지방세포가 스스로 소멸하도록 유도하는 기능을 한다.

공액리놀레산의 체중감량 효과에 대한 연구는 1978년 미국 위스콘신대학에서 처음 시작됐다. 우리나라에서는 2006년 식품의약품안전처가 체지방 감소에 도움을 줄 수 있음을 인정해 상품화가 시작됐다. 현재 공액리놀레산은 식약처에서 인정한 건강기능성 식품으로 '과체중인 성인의 체지방 감소에 도움을 줄 수 있음'으로 표기되어 있다.

다른 불포화지방산이 식물성 오일이나 어류에 많은 것과는 달리,

공액리놀레산은 쇠고기나 양고기 같은 소과 동물에서 만들어진다. 이들에게 기생하는 미생물에 의해 합성되는 중간대사물로 고기의 지방질이나 우유, 치즈, 버터 등에 주로 함유되어 있다. 하지만 자연에서 존재하는 양은 굉장히 적기 때문에 건강식품으로 판매되는 것들은 대부분 홍화씨를 원료로 합성해 만든 것이다.

다만 공액리놀레산이 체중에 미치는 영향은 아주 크지는 않다. 현재까지 보고된 임상자료를 살펴보면 줄어든 몸무게의 절대값은 비만 치료용 의약품에 비해 매우 적다. 2012년 중국인을 대상으로 한 연구에서 하루 두 번 석 달간 1.7그램씩 공액리놀레산을 먹었을 때 체중이 0.9% 빠졌다고 한다. 대신 체지방 대비 근육량을 높이는 효과가 있다. 때문에 공액리놀레산은 체중감량과 근육 잡힌 몸매를 원하는 경우 섭취하면 효과를 볼 수 있다.

식약처에서 건강기능식품으로서 권장하는 공액리놀레산의 하루 섭취량은 1,400~4,200밀리그램이다. 우유의 지방 1g에는 공액리놀레산이 5밀리그램, 소고기 지방질 1그램에는 4밀리그램 정도가 함유되어 있을 정도로 이를 일반적인 식품으로 섭취하는 데는 무리가 있다. 체중이나 체지방 감소라는 구체적인 목표를 갖고 섭취한다면 권장 용량 범위를 지키되 최소 한 달 이상 섭취해야 효과를 볼 수 있다. 동물 실험에서 과량 복용 시 간이나 비장이 커진 경우도 있었기 때문이다.

또한 공액리놀레산은 지용성이기 때문에 밥을 먹지 않고 빈속에 물과 공액리놀레산을 먹으면 흡수력이 떨어진다. 되도록 식후에 섭취하는 것이 흡수에 도움이 된다. 메스꺼움이나 식욕부진 등 위장장애 부작용을 겪기도 한다. 소량을 먹었는데도 부작용이 나타난다면 바로 복용을 중단해야 한다.

내 몸의 지방을 거부하는 히비스커스와 키토산

히비스커스 등 복합 추출물은 지난 2004년 국내의 한 식품회사에서 만든 건강기능식품으로 식약처로부터 '생리활성화 2등급'으로 기능성 인정을 받았다.

히비스커스는 아시아와 아프리카에서 자라는 식물로, 열대지방에서는 꽃으로 소스나 음료를 만들어 먹기도 한다. 샐러드나 카레에도 이용되는 식용 식물이다. 고혈압, 발열, 간 질환, 염증, 체지방 감소에 효과가 있어 열대 지역에서는 민간 치료제로 쓰인다고 한다. 미국과 유럽에서는 차로 판매되기도 하는데 우리나라에서도 식품 원료로 인정받았다. 요즘은 차로 판매되는 경우도 있다.

다이어트용 건강기능식품으로 인정받은 '히비스커스 등 복합 추출물'의 소재는 키토산의 효소 분해물과 허브의 일종인 히비스커스 추출물, L-카르니틴이다. 지방 대사와 관련된 3가지 유용 성분으로 이뤄져 있다. 이중 키토산 효소 분해물은 과다 섭취된 지방의 흡수를 막고 히비스커스는 과량 섭취된 당질이 지방으로 전환되는 것을 막는다. 그 자체로도 키토산은 갑각류의 껍질 그리고 오징어와 같은 연체류의 뼈를 이용해 만든 체지방 감소 기능성 원료다. 갑각류와 연체류의 뼈에서 나오는 성분을 다당류의 하나인 키틴으로 변화시키고 이것을 다시 한 번 인체에서 흡수되기 쉽게 가공해 '키토산'을 만들어 낸다.

시중에는 분말이나 정제 형태의 제품이 많다. 효소 처리된 키토산은 일반 키토올리고당보다 지방 흡착이 뛰어나고 지방 흡수를 방해하는 작용도 우수하다. 소장에서 지방 흡수가 어려워지니 분변으로 배출을 도와준다. 여기에 L-카르니틴이 체지방으로 합성될 수 있는 여분의 에너지를 줄이고 지방 분해를 도와주어 체지방을 줄이는 데 도움이 된다. 히비스커스 등 복합 추출물은 특별한 부작용이 없다. 1일 섭취 권장량은 2,079밀리그램으로 식사 시에 함께 섭취하는 것이 효과적이라고 한다.

최근에는 히비스커스를 말린 잎과 히비스커스 복합 추출물로 만든 건강기능식품이 여럿 판매되고 있다. 시중에서도 쉽게 히비스커스 잎을 말린 차나 히비스커스 추출물을 구입할 수 있다. 하지만 식품의약품안전처에서 체지방 감소에 도움이 된다고 인정한 성분은 차나 단순 추출물이 아닌 '히비스커스 등 복합 추출물'이다. 기능성 원료의 효과를 기대한다면 잘 선별해서 섭취해야 한다.

다음으로 키토산 단독 제제도 있다. 키토산은 양 이온인 아미노기를 가지고 있어서 음 이온을 띤 유해물질을 강력하게 붙잡아 독소배출과 숙변제거 작용이 있다. 또한 장에서 지방을 흡착해서 배출시키는 역할을 한다. 입으로 섭취한 키토산이 위장으로 내려오면 강한 위산에 의해 용해되면서 위장 속에 있는 음식물 중 지방과 결합한다. 지방과 결합한 키토산은 끈적끈적한 겔 형태로 변하면서 크기가 커진다. 큰 공 모양으로 소장으로 내려가기 때문에 지방을 포함한 덩어리는 소장벽을 통해 체내에 흡수되지 못하고 변으로 배출된다. 섬유질과 비슷한 역할을 한다. 결과적으로 지방질의 흡수를 막아 혈중 콜레스테롤을 낮추고 변비도 예방한다.

최근에는 이러한 키토산의 효능을 업그레이드한 키토올리고당도

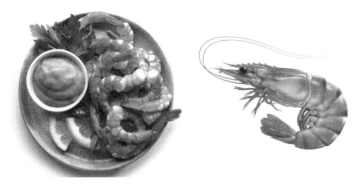

식품으로 키토산을 섭취하려면 게나 새우의 껍데기를 먹으면 된다. 흔히 새우의 머리와 꼬리에 많으므로 통째로 먹을 것을 권한다.

등장했다. 키토올리고당은 키토산과 비슷한 일을 하는데 물에 잘 녹아서 키토산보다 인체에 흡수되는 비율이 높다. 혈액 속으로 흡수됐다가 지방세포의 핵에 들러붙어 지방세포의 증식을 억제한다.

식품으로 키토산을 섭취하려면 게나 새우의 껍데기를 먹으면 된다. 흔히 새우의 머리와 꼬리에 많으므로 통째로 먹을 것을 권한다. 식약처에서 인정한 기능성 식품의 키토산 함량은 800그램당 밀리그램 이상이다. 또한 키토산의 탈아세틸화 정도(당 사슬 중에 글루코사민 잔기 비율)가 80% 이상이어야 한다. 키토올리고당의 경우는 함유량이 200그램당 밀리그램 이상이어야 한다.

키토산은 보고된 부작용은 없다. 다만 새우, 게, 가재 살의 단백질에 대한 알레르기가 있으면 제조 과정에서 알레르기 원인 물질이 들어갈 수 있으니 주의해야 한다. 또한 소화불량이나 속이 거북한 증상이 나타나면 섭취를 멈추는 것이 좋다.

7

에너지 대사를
활성화해주는 식품

에너지는 높이고 지방은 퇴출시키는 카페인과 카테킨

한국인에게 커피가 일상화된 지는 이미 오래다. 한국은 2017년 세계 커피 소비량 순위 6위, 국민 1인당 연간 커피 소비량 약 512잔에 달한다고 한다. 때문에 카페인 과용에 대한 우려도 높다. 카페인은 수면의 질과 직접적으로 연결되는 만큼 주의가 필요한 성분이다.

카페인은 중추신경 흥분제로 잔틴이라는 화합물의 일종이다. 동물의 신경은 호르몬에 반응해 안정과 흥분을 반복하는데, 보통 아세틸콜린, 도파민 등에 흥분하고 아데노신에 안정된다. 카페인은 안정제인 아데노신을 차단해 흥분 효과를 높인다. 에너지 대사를 활성화하고 집중력과 지구력을 높여 운동을 오래 지속할 수 있게 해준다. 카페인 섭취가 스포츠 성적을 2%에서 최대 16% 향상시킬 수 있다는 연구결과도 있다. 하지만 카페인을 먹는다고 순간적인 힘이 세지는 것이 아니고 카페인을 과용한 경우 흥분이 지속돼 밤에 쉽게 잠들지 못하는 부작용이 있으므로 주의해야 한다.

우리나라의 카페인 성인 기준 1일 권장량은 400밀리그램 이하이다. 통상의 경우 커피 1잔당 95~165밀리그램의 카페인이 포함되어 있으므로 커피 4잔에 해당하는 양이다. 굳이 체지방 감소 기능성 식품으로 섭취하지 않아도 1일 권장량을 쉽게 채울 수 있다.

카페인의 부작용으로는 잘 알려진 칼슘 흡수 방해와 불면증 등이 있다. 이뇨 작용을 하는 카페인을 많이 먹을 경우 칼슘 흡수를 방해해 골밀도를 떨어뜨릴 수 있다. 흥분 상태가 유지돼 잠을 이루기 어렵기도 하다. 커피를 많이 마시는 편이라면 칼슘과 마그네슘 그리고 비타민D 보충도 고려해야 한다.

에너지 드링크같이 카페인 단독 섭취보다는 커피나 녹차와 같은 식품으로 섭취하는 것이 좋다. 커피와 녹차에는 카페인 이외에 폴리페놀처럼 몸에 좋은 항산화 성분이 들어 있기 때문에 건강 면에서는 유리하다. 비만 치료제로 쓰이는 카페인의 경우 일상생활에서 커피를 많이 마시는 환자에게는 효과가 떨어진다는 보고도 있다. 커피를 아예 안 먹거나 1~2잔 정도 비교적 적게 섭취하는 경우에만 카페인 제제의 효과를 볼 수 있다. 내성을 고려해 석 달 정도 먹은 후에는 쉬었다가 다시 먹을 것을 권한다.

카테킨은 폴리페놀의 일종으로 녹차의 떫은맛을 나타내는 성분이다. 카테킨 성분은 혈관 기능 개선, 암 예방에도 도움이 되지만 자외선으로부터 피부 세포를 보호하는 데에도 좋은 것으로 알려져 있다. 카테킨은 노르에피네프린이라는 물질을 분해하는 효소인 COMTcat-echol-O-methyl transferase의 작용을 억제함으로써 노르에피네프린에 영향을 준다. 노르에피네프린이 교감신경에 영향을 미쳐 몸에서 에너지를 많이 쓰게 하고 지방의 산화를 촉진시켜 체중을 줄여 주는 것이다.

카테킨의 하루 적정 섭취량은 300~1,000밀리그램이다. 일상적으로 마시는 녹차음료에 함유된 카테킨의 양은 60~260밀리그램/리터로, 음료로 카테킨을 먹기 위해서는 하루 2리터 정도를 마셔야 한다. 카테킨 성분을 집중 섭취하고 싶다면 건강기능식품을 추천한다.

모든 제품을 맹신하면 안 되고(부작용은 항상 존재한다) 섭취 전 전문가와 상의는 필수이다.

날씬한 미인을 만들어주는 마테차와 녹차

"남아메리카에 미인이 많은 것은 '마테차' 때문"이라는 말이 있을 정도로 그린마테 추출물은 체지방 감소와 건강에 도움을 준다고 한다. 목축업이 발달한 브라질 남부 지방의 카우보이들에게 '마시는 채소'라고 불릴 정도로 채소 보충의 효과도 뛰어나다. 이로써 인체에 필요한 비타민을 섭취할 수 있고 신진대사와 신체 각 기관의 균형을 유지하는 데 효과적이다.

마테잎은 감탕나무과의 상록수잎으로 감나무잎과 비슷하며, 모양이 둥글다. 매년 3~9월 수확해서 고온에서 말려 수분을 제거하고 잎과 줄기를 갈아 가루로 제조한다. 제조 과정에서 그린마테와 블랙마테로 나뉘는데, 남미 사람들은 그린마테의 비타민 성분이 건강에 더 도움이 된다고 여겨 그린마테를 선호한다고 한다. 마테잎은 지용성 비타민A, D, E, K와 수용성 비타민인 비타민B 복합체, 비타민C를 두루 함유하고 있고 2% 내외의 카페인도 함유하고 있다. 향기가 좋아서 주로 차로 끓여 마시는데 녹차보다 떫은맛이 덜하다고 한다.

그린마테 추출물은 체지방 분해 효과가 있는 클로로겐산Chloro-genic acid을 비롯해 사포닌, 폴리페놀, 미네랄 성분 등 196가지 생리활성 물질을 함유하고 있다. 이중 클로로겐산은 지방대사를 도와서 체지방 분해를 활성화시킨다. 인삼의 성분으로 알려진 사포닌은 식사를 통해 섭취한 지방의 체내 흡수를 막는 효과가 있다. 이러한 성분들의 조합으로 그린마테 추출물은 인체 내에서 열을 생성하고 지방을 태우는 효과를 낸다.

그린마테 추출물은 임상에서도 체지방 감소 효과를 나타냈다. 비만한 사람 60명을 두 그룹으로 나눠 한 그룹은 그린마테 추출물을 6주간 섭취시키고 다른 그룹은 위약을 먹여 다이어트를 유도했을 때 그린마테 추출물을 섭취한 그룹이 더 많은 체지방 감소를 보였다. 근육량도 덜 줄었다. 체지방 감소를 기대할 수 있는 그린마테 추출물의 양은 1일 3그램이다. 차로 마실 경우 섭취량은 이에 훨씬 못 미치기 때문에 다이어트 효과를 기대하긴 어렵다.

다음으로 녹차 추출물은 여러 가지 다양한 화학물질의 복합체로 되어 있다. 그 중에서도 폴리페놀은 체중조절과 관련해 주목받는 성분으로서, 에너지 소비를 촉진하고 몸 안에서 지방이 소화되는 것을 억제해 체중을 감량시킨다. 건조된 녹차에는 여러 가지 폴리페놀이 있는데 가장 많은 것이 카테킨이다. 카테킨 성분이 10~18%로 가장 많고 다음으로 카페인, 플라보놀, GABA, 사포닌, 비타민 등이 함유돼 있다. 녹차에 함유된 카테킨은 총 4가지(에피갈로카테킨, 에피갈로카테킨 갈레이트, 에피카테킨, 에피카테킨 갈레이트)로 모두 체지방 축적을 억제하고 지방 배출을 촉진한다.

이중 에피갈로카테킨 갈레이트EGCG, epigallocatechin gallate는 체열

발생 증가와 지방 분해 작용의 주역이다. 미국 시카고대학 분자생물학과에서 진행한 EGCG를 이용한 동물실험에서, 1주일 이내에 체중이 눈에 띄게 감소하는 것이 확인됐다. EGCG 성분이 식욕을 저하시킨 때문이다. 그러나 부작용도 반드시 염두에 두어야 한다.

녹차 추출물에 있는 테오필린theophylline과 테오브로민Theobromin도 지방 가수분해를 촉진시켜 체중 감소를 유도한다. 녹차 추출물은 노르에피네프린의 분해를 억제함으로써 체열 발생을 증가시키고 대사를 활성화시키며 지방합성도 억제한다. 스위스 제네바대학 약학부 연구결과에서도 녹차의 카테킨이 체중조절에 효과 있음을 확인했다.

체중 감소 효과를 보기 위해서는 하루 300~500밀리그램씩 섭취하기를 권장한다. 하지만 녹차 추출물에도 카페인이 들어 있기 때문에 과용할 경우 초조감, 불면 증상이 나타날 수 있다. 개인의 몸 상태에 맞는 용량을 섭취해야 한다.

녹차는 체지방 감소 이외에 항균, 탈취, 구강염 예방 등 다양한 효과도 있다. 고혈압이나 심장병을 동반한 비만 환자에게도 안전한 것으로 알려져 있다. 그러나 항상 과대광고가 끊이질 않으니 섭취 전 전문가의 상담을 받아보는 게 좋다.

칼로리 없이 포만감을 키워주는 식이섬유

"코끼리는 어떻게 풀만 먹고 살이 쪘어?" 우스갯소리로 하는 이야기이다. 소도 마찬가지다. 사람은 아무리 풀을 먹어도 살이 찌지 않는데 초식동물은 풀만 먹고 어떻게 살이 찌는지 궁금할 뿐이다.

정답은 인간에게는 식이섬유를 분해하는 소화 효소인 셀룰라아

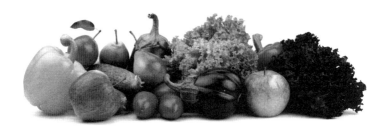

야채, 과일, 해초류 속의 식이섬유는 몸에서 분해되지 않아 열량이 0이다. 대신 수분 보유 능력은 뛰어나 섭취한 음식물의 부피를 늘려준다.

제가 없기 때문이다. 비만시대를 사는 인간에게 식이섬유는 참으로 이로운 영양소다. '배는 부르지만 살은 찌지 않는 최고의 영양소'라 할 수 있다. 반면 초식동물은 식물세포를 싸고 있는 세포벽인 셀룰로오스를 분해해 그 안의 영양소를 모두 꺼내 흡수할 수 있다. 하지만 인간에게 들어온 식이섬유는 그대로 변으로 배출된다. 인간은 풀을 먹어도 근육이 생기지 않고 과하게 먹었을 경우에는 설사를 하기도 한다.

코끼리와 같은 초식동물은 식이섬유를 소화하는 셀룰라아제가 있고 이를 흡수해 에너지로 사용하거나 저장한다. 소는 셀룰라아제가 없지만 세균과 원충이라는 미생물이 효소를 만들어 공급해 주어 풀을 소화시킨다. 소와 소의 위에서 사는 미생물은 서로 공존공영하는 셈이다.

인간에게는 분해되지 않는 큰 다당류인 식이섬유에는 크게 두 종류가 있다. 물에 녹지 않는 셀룰로오스, 헤미셀룰로오스와 물에 녹는 펙틴과 알긴산 등이다. 펙틴, 알긴산 등은 수용성으로 세포벽을 구성하기도 하고 세포내 저장되기도 한다.

미국 FDA는 수용성 식이섬유의 안정성을 높게 보고 저칼로리 식품으로 인가를 내주었다. 정상 식이를 하는 20~30대 여성 70명을 대상으로 식이섬유소 보충용 식품을 섭취시켰는데 체중, 체질량지수 BMI, 복부비만, 체지방 부분에서 모두 유의미한 감소 결과를 보였다고 한다.

식이섬유는 몸에서 분해되지 않아 열량이 0이다. 대신 수분 보유 능력은 뛰어나 섭취한 음식물의 부피를 늘려준다. 위에서 음식이 팽창하면 포만감이 커지고 음식물의 소화, 흡수 속도도 '느리게' 조절된다. 또한 식이섬유는 콜레스테롤의 흡수를 막아 주고 혈당 상승을 억제해 혈압도 낮추어 준다. 유산균(프로바이오틱스)의 생장을 돕는 프리바이오틱으로서의 효과도 있어 저칼로리 식사로 생기기 쉬운 변비도 예방해 준다.

식이섬유를 섭취할 수 있는 식품으로는 차전자피, 구아검, 펙틴, 글루코만난 등이 있다. 이들 성분은 식사 후에 당분의 흡수를 늦춰 혈당이 상승하는 것을 막아 준다. 인슐린 농도도 낮춰 인슐린 저항성도 감소시킨다. 과민성 대장증후군의 증상을 개선시키는 효과도 있다.

한편 키토산이나 글루칸이 함유된 식이섬유는 소장에서 전분, 단백질, 지질 등 영양분과 결합해 이들의 흡수를 방해한다. 에너지 흡수를 줄이고 담즙산과 지질의 흡수도 제한한다. 콜레스테롤 합성도 줄인다. 식이섬유는 큰 부작용은 없지만 미네랄과 중금속 흡수를 억제하거나 배설케 해서 자칫 미네랄과 필수 금속의 결핍을 유발할 수 있다. 장기간 고섬유질 식사가 계속된 경우 영양 결핍도 생길 수 있으므로 주의해야 한다.

5장

약사 제니의
예뻐지는
마음 처방전

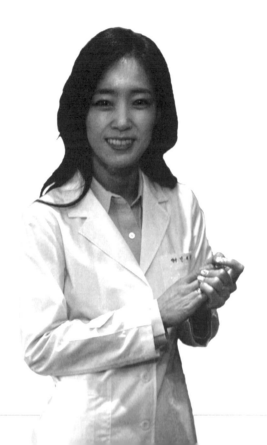

"즐겁게 먹으면 0칼로리"라는 말이 있다. 확실히 즐거운 마음으로 식사하면 우울한 마음으로 식사할 때보다 살이 덜 찐다. 나는 다이어트 상담을 할 때 "스트레스 관리가 반"이라고 한다. 스트레스는 장기적으로 인체 리듬을 흐트러뜨리고 체지방이 늘어나게 한다. 스트레스 관리만 잘해도 살찌는 것을 막을 수 있다는 말이다. 다이어트 스트레스도 물론이다. 그러니 몸을 살피기 전에 마음부터 살펴야 한다. 내 몸과 마음의 소리를 듣는 습관을 갖도록 하자.

1

몸이 아플 때
마음을 챙겨봅시다!

비만보다 우울증이 더 나쁘다

"비만과 우울증이 함께 있다면 어느 것을 먼저 치료해야 할까요?"

비만 전문 의사에게 물어본 적이 있다. 의사는 두 질환을 함께 치료하면 좋지만, 꼭 하나를 골라야 한다면 우울증을 먼저 치료해야 한다는 답을 주었다. 이유를 묻자 임상에서 우울증 환자를 치료해 본 결과 삶에 대한 의욕과 에너지가 너무 낮아 끝까지 다이어트 치료를 진행하는 데 많은 어려움이 있었다고 이야기했다. 우울증을 앓는 비만 환자는 우울증으로 인해 치료를 포기하기 쉽고 중단된 치료로 더 우울증에 빠져든다고 한다.

오랜 기간 동안 다이어트에 매달려 온 사람들은 다이어트를 칼로리와 의지력의 문제라고 생각한다. 칼로리가 높은 음식을 너무 많이 먹어서 살이 찌는데 이를 억제하지 못한 것은 다이어트에 대한 의지가 약하기 때문이라는 것이다. 그러나 내가 지켜본 이들 중에서 칼로리 제한에 성공할 정도의 강한 의지력을 가진 사람들은 별로 없었다.

다이어트에 성공하고 건강과 젊음을 되찾으려면 칼로리와 의지력이라는 고정관념에서 벗어나야 한다. 먹는 양보다는 먹는 것 자체에 집중하고, 의지력보다는 일상의 즐거움으로 마음을 살피는 태도를 가져야 한다. 저탄고지처럼 포만감을 많이 주는 식이요법에서는 불타는 의지력을 가질 필요도 없다. 다만 마음이 힘들어지는 상황은 잘 대비해야 한다.

한때 "즐겁게 먹으면 0칼로리."라는 말이 유행한 적이 있다. 이를 이왕 먹을 것 즐겁게 먹자는 이야기 정도로 생각하는 분들이 많은데 즐거운 마음으로 식사를 하는 쪽이 우울한 마음으로 식사를 할 때보다 살이 덜 찌는 것은 사실이다. 식사를 하면 음식물은 위에서 소화 흡수되는데 이때 몸은 열을 발생한다. 밥을 먹은 후 몸이 따뜻해지는 것을 '식사 유발성 열생산DIT, Diet induced thermogenesis'이라고 한다. 하루 에너지 중 약 10%가 이 식사 유발성 열 발생으로 소비된다. 행복한 마음으로 즐겁게 밥을 먹으면 소화 흡수가 안정돼 식사 유발성 열 생산이 좋아진다. 반대로 스트레스를 많이 받으면 낮아진다.

나는 다이어트 상담을 할 때 "스트레스 관리가 반"이라고 한다. 앞서 호르몬 내용에서 살펴보았듯 스트레스는 장기적으로 인체 리듬을 흐트러뜨리고 체지방이 늘어나게 한다. 스트레스 관리만 잘해도 살이 찌는 것을 막을 수 있다는 말이다.

만성 스트레스는 살이 찌는 대표적인 원인이다. 스트레스는 과로와 수면 부족, 불규칙한 식습관, 활동량 저하를 가져온다. 우리 뇌는 스트레스를 인식하는 순간 아드레날린과 코르티솔을 분비한다. 초기 스트레스를 받으면 맥박이 빨라지면서 호흡도 가빠지고 혈압이 올라간다. 단기간에는 급격한 충동으로 무언가를 해결할 수 있는 상태가 된다. 이때 분비되는 코르티솔은 면역력을 높여주고 염증도 억제한다. 단백질 대사에도 관여해 지방을 태워 에너지 대사를 촉진한다. 이러한 반응은 '급성 스트레스'의 반응이다. 스트레스 상황이 해소되면 이전의 정상 상태로 되돌아간다. 건강한 사람에게는 아무 문제가 되지 않는다. 문제는 스트레스가 장기화되는 경우다.

그런데 스트레스라는 자극이 계속 이어지거나 반복되면 '해소'가 미뤄지게 된다. 아드레날린 효과로 맥박이 빨라지면 혈압이 올라가고 근육의 긴장도 늦춰지지 않아 목과 허리가 뻣뻣하게 된다. 하루종일 의자에 앉아 있는 상황에서 몸의 긴장이 계속되면 몸은 에너지를 다 쓰지 않았음에도 높은 혈당을 유지하기 위해 탄수화물을 추가하라며 식욕을 자극한다. 설탕이나 밀가루와 같은 정제 탄수화물에 대한 욕구가 커진다. 앉아서 생활하며 설탕커피를 마시고 초콜릿과 과자를 쉴 새 없이 먹으면 누구라도 쉽게 비만이 돼버린다.

우리 몸은 스트레스가 지속되면 호르몬 과잉으로 인한 부작용을 겪게 된다. 단시간에 스트레스를 받으면 혈당이 오르고 교감신경이 활성화돼서 대사가 활발해지지만 스트레스가 장기화되면 신경전달물질을 다 써버려 칼슘, 마그네슘, 비타민B와 같은 영양소가 부족하게 되고 코르티솔의 분비 능력도 떨어진다. 코르티솔이 과하게 분비되면 신경이 곤두서고 몸도 쉽게 피곤해진다. 의욕과 에너지가 사라지고 질병에 무방비로 노출된다. 번아웃 상태에 빠져서 몸과 마음의 건강을 잃게 된다. 다이어트 때문에라도 스트레스를 받으면 오히려 그 스트레스 때문에 단 음식이 당기고 체중이 늘어나며, 늘어난 체중은 다시 스트레스를 일으킨다. 그야말로 악순환의 반복이 이어질 뿐이다.

힐링은 좋은 호르몬 충전의 다른 말

아이를 셋 낳고 육아에 한참 몰두할 때 지인이 "너무 힘들지 않아?" 하고 물었다. 사실 그때는 힘든 줄 몰랐다. 아이들 보면서 하루하루를 열심히 사는 것이 바쁠 뿐, 미래를 계획하고 내 삶을 걱정할 시간이 없었다. 그러다 아이들이 조금씩 손을 덜 타게 될 때 "나는 누구지?" 하는 생각이 들었다. 아이들 엄마가 아닌 내 이름으로 불려지고 싶었다.

자칫 우울한 마음이 들 것 같을 때 '일거리'를 만들어 밖으로 나갔다. 박물관에 가서 도슨트(박물관 해설) 자원봉사도 하고 통역봉사도 했다. 마음이 우울할 틈을 주지 않으려고 애를 썼다. 그런데 허리가 아프고 나서는 근육량을 늘리라는 의사 선생님의 말에 따라 운동하기로 결심했다. 그제야 내게 필요한 것이 '힐링'이란 것을 깨달았다.

나는 명상을 좋아한다. 바쁠수록 혼자 명상하는 시간을 갖는다. 성경책을 읽고 기도하는 것도 좋아한다. 쉴 수 있을 때는 스스로에게 맘껏 풀어져 쉬는 것을 허락한다. 좋은 차도 마시고 그림도 그린다. 한국화도 배우고 아크릴화도 그려서 전시회를 한 적이 있다. 그렇게 쉬고 나면 뭔가 충전된 것 같은 느낌이 들고, 운동을 하고 에너지를 발산하는 것과는 다른 충만함 같은 것이 찾아온다. 내 경험담을 들은 한 의사 선생님께서는 "부신 힐링 프로그램을 잘 실천하고 있다"는 이야기를 해주었다. 내가 하는 쉼이 호르몬을 관장하는 부신을 쉬게 하여, 힐링에 좋은 방법이라는 것이다. 나를 위한 힐링 시간을 꼭 갖자. 나 자신을 먼저 사랑할 줄 알아야 남도 사랑할 수 있다는 게 내 철학이다.

앞서 스트레스가 우리 몸의 호르몬 대사를 어떻게 망쳐놓는지 이야기했다. 우리 몸은 수많은 호르몬 대사를 통해서 각각의 스위치를 껐다 켜게 되는데 스트레스는 이 스위치들의 오작동을 유도한다. 스트레스가 장시간 지속되면 필요치 않은 호르몬이 많이 분비돼 여러 가지 문제가 생긴다. 특히 호르몬을 생산해야 하는 부신이 피로해지고 기능이 떨어지게 된다. 한마디로 부신이 고갈되는 것이다.

부신의 기능이 떨어지면 에너지 대사가 원활하지 않아서 순환 장애, 면역력 저하, 갑상선 호르몬과 성호르몬 같은 다른 호르몬의 균형까지 깨진다. 우리가 흔히 말하는 '번아웃' 상태, 늘 피곤하고 자고 일어나도 몸이 무겁고 눈이 건조하고 머리는 복잡한 그야말로 활력이라고는 없는 좀비 상태가 되는 것이다.

명상, 휴식, 쉼은 부신을 쉬게 해서 우리 몸을 회복시킨다. 부신이 회복되면 호르몬 분비가 제자리로 돌아가 몸도 건강한 상태로 돌아간다. 산소와 비타민D, 그리고 속을 가볍게 비우는 간헐적 단식, 좋은 영양소는 부신이 더 잘 쉬도록 한다. 그런데 가끔 쉰다는 말을 오해하는 분들이 있다. 하루 종일 잠만 잔다거나 혼자 드러누워 휴대폰을 만지작거리는 것은 쉬는 것이 아니다. 잠도 중요하고 여유도 중요하지만 부신이 회복되기 위해서는 맑은 공기와 햇살 그리고 휴식이 필요하다.

가장 좋은 것은 햇살 좋은 날 공기 좋은 나무 숲길을 걷는 산책이다. 반신욕을 하고 자연산란 계란을 먹는다거나, 아로마 마사지 후 신선한 채소와 고기가 들어간 음식을 먹는 것도 추천한다. 매일 그러라는 것이 아니다. 한 달에 한 번이나 두 번 온전히 나를 위한 시간을 갖는 것을 추천한다.

2

사랑하고 있으면
늙지 않습니다!

다이어트는 나를 사랑하는 것에서 시작한다

"왜 살을 빼고 싶은가요?" 많은 사람들에게 질문을 던져보았다. 아주 거창한 이유도 있지만 "3년 전에 산 원피스를 다시 입고 싶다." 같은 단순한 대답도 자주 듣게 된다. 그러면 나는 다시 질문을 시작한다.

"왜 원피스를 다시 입고 싶은가요?"

"더 예뻐 보이고 싶기 때문이죠."

"왜 예뻐 보이고 싶은가요?"

"남들 앞에 더 당당해질 수 있기 때문이죠."

"왜 남들에게 당당한 모습을 보이고 싶은가요?"

이렇게 몇 번의 질문과 답을 이어가다 보면 결국에는 "더 사랑받고 있다고 느끼고 싶기 때문"이라는 답에 도달하게 된다. 사랑받는 사람일수록 젊고 건강하다는 것은 많은 과학적 연구에 의해서 이미 증명된 바 있다. 우리는 모두 사랑받기 위해 태어났다.

사랑을 하는 사람은 분명 행복감을 느낀다. 사랑할 때 우리 몸에서

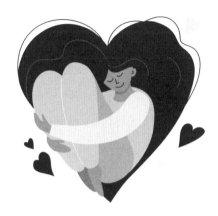

사랑받는 가장 쉬운 방법은 스스로를 사랑하는 것, 가장 먼저 내 몸을 소중히 여기는 것이다.

는 다양한 호르몬이 나오는데 그중 '도파민'은 쾌락의 감정을 선사하고, 노르아드레날린과 세로토닌은 우리의 심장을 빨리 뛰고 혈압이 높아지게 하면서 희열을 느끼게 한다. 게다가 페닐에틸아민은 이성을 마비시키고 열정이 샘솟게 한다. 옥시토신은 기쁜 감정을 느끼게 하고 마음에 여유도 선사한다. 덕분에 밥을 먹지 않아도 배가 부르고 잠을 자지 않아도 피곤한 줄 모르게 된다.

이러한 호르몬들이 활동을 하면 우리는 심리적 만족감 때문에 덜 먹게 된다. 행복감으로 인해 컨디션이 좋아지면 대사활동도 원활해져서 몸이 가벼워지고 혈색도 좋아진다. 덕분에 사랑을 하면 누구나 예뻐지고 젊어진다.

그렇다면 어떻게 사랑에 빠질 것인가. 사랑받는 가장 쉬운 방법은 스스로를 사랑하는 것, 가장 먼저 내 몸을 소중히 여기는 것이다. 나는 아침에 화장실을 다녀온 후 매일 체중계에 올라간다. 몸무게 변화를 확인하고 샤워를 하면서 몸 이곳저곳을 살펴본다. 눈으로 직접 보면서 내가 어떻게 생겼고 어디가 어떻게 변하고 있는지 아는 것은 매우 큰 의미가 있다. 나라는 사람이 존재한다는 것과 나라는 사람이 어떻게 살고 있는지를 느낄 수 있는 순간이다. 샤워를 마친 후에는 혈액순환이 잘 되도록 여기저기를 마사지해준다. 몸에 로션을 바를 때 림프절의 흐름이 막히지 않도록 팔뚝부터 겨드랑이까지 그리고 겨드랑이에서 옆구리까지 손으로 쓱쓱 밀어준다. 그럼 정말 몸속 노폐물들이 빠져나가는 느낌이 든다. 림프절 마사지라고 본다.

또한 아침, 점심, 저녁식사는 이왕이면 '좋은 것'을 고집한다. 싸고 맛있는 것보다는 양은 적지만 좋은 것을 먹으려고 노력한다. 장을 볼 때도 성분을 꼼꼼히 살펴서 트랜스지방과 당과 식물성 기름이 들어가지 않은 것을 고른다. 냉장고에서 빠지지 않는 우유와 치즈, 버터, 계란 등도 이왕이면 자연방목 상태에서 나온 것들로 고른다. 운동을 나갈 때는 방울토마토, 양배추, 찐 고구마, 삶은 계란을 준비해두고 간다. 집에 와서 갑자기 허기가 느껴질 때 바로 먹을 수 있도록 눈에 잘 보이는 식탁 위에 두고 간다.

2014년 4월 영국 런던대 앤드류 스텝토 박사 연구팀은 질병과 호르몬에 관한 연구를 진행한 후 '살을 빼야 한다는 과도한 스트레스에 휩싸이면 오히려 체중이 늘어난다.'라는 연구결과를 발표한 바 있다. 다이어트에 따른 스트레스로 코르티솔 수치가 높아지고 이로 인해 복부 비만과 고혈압이 유발된 것을 관찰한 것이다. 반면에 마음이 편안하고 행복감이 충만하면 코르티솔과 콜레스테롤 수치가 낮아지는 것도 확인했다. 사람들은 자신을 위해 무언가를 할 때마다 내가 사랑받아야 하는 사람이라고 생각하고 또 사랑받는 사람이라고 느낀다. 스스로를 사랑하면 스트레스를 낮출 수 있고, 스트레스를 낮추면 다이어트는 물론 안티에이징에도 성공할 수 있다. 이것은 곧 동안의 비결이기도 하다.

스트레스를 받을 때는 치팅데이를 허락하자

"다 먹고 살자고 하는 짓인데……."

다이어트든 운동이든 힘들고 지칠 때가 찾아온다. 나는 마음이 울적한 날이 이어질 때 하루 정도 치팅데이를 갖는다. 말 그대로 하루는 속아주는 것이다.

치팅데이에는 가공식품이나 당이 들어간 음식, 고탄수화물을 먹는 것도 허락한다. 저탄수화물 식이와 간헐적 단식을 이어가는 중에 허락된 치팅데이는 정말 꿀맛이다. 치팅데이의 고당 식이가 몸에 안 좋다는 의견도 있지만 먹는 양만큼 신진대사를 올려주어 생각만큼 영향이 크지 않다는 의견도 있다. 전문가들은 고당 식이가 문제가 되는 당뇨병 환자만 아니라면 괜찮다고 한다. 그렇지만 평소 클린푸드를 먹는 동안은 단 음식을 많이 먹어도 된다고 해도 많이 먹지 못할 가능성이 크다. 단짠 맛들이 어색하게 느껴질 것이다.

치팅데이에 나는 '행복해서 괜찮다.'라고 생각하고 하루를 즐긴다. 그리고 다음날에는 되도록 간헐적 단식으로 공복 시간을 길게 갖는다. 사실 전날 음식을 많이 먹게 되면 다음날 아침부터 식욕이 막 돌지는 않는다. 포만감이 어느 정도 유지돼 점심때까지는 가벼운 커피 정도로 지낼 수 있다. 약간 허기를 느낄 때 원래 식단대로 이른 저녁을 먹으면 몸무게에도 변화가 없다.

내게 치팅데이가 효과를 발휘하게 된 것은 저탄고지 식단을 하고

부터다. 전에는 식욕을 넘어서 식탐이 상당히 강했다. 사람들이랑 커피숍에 가서 허니버터빵을 시켜놓으면 손이 가는 것을 막을 수가 없었다. '내가 다 먹을 거야.' 하는 식탐에 먹느라 정신없어 일행이 하는 이야기도 귀에 안 들어왔다. 당연히 며칠씩 모임이 계속되면 체중계 바늘이 자꾸 올라갔다. 그런데 저탄고지 식단을 하고부터는 식탐이 줄어들었다. 막 배고픈 상태가 줄어들면서 의지로 식단을 조절할 수 있게 되었다. 설탕과 식물성 기름을 줄이고부터 몸에 찾아온 여러 변화 중 하나다.

다이어트를 넘어서 살다 보면 스트레스를 받는 날이 많다. 너무 자주는 말고 1~2주에 하루 정도는 치팅데이를 허락해도 괜찮다. 체중계도 하루 정도는 눈감아줄 테니. 많은 분들이 다이어트를 하는 동안 사람들과의 모임에 일절 참석하지 않고 연락도 끊는다. 저탄고지식 다이어트가 지속되면 먹지 말아야 할 것을 제외하고 먹는 노하우가 생기게 되며 체중 변화도 크지 않게 된다. 모임이나 식사 약속이 있어도 조절이 가능한 고수가 되는 것이다.

잠이 편안해야 몸이 편안해진다

1962년 프랑스 지질학자 미셸 시프레는 낮에 열렸다가 밤에 접히는 식물처럼 인체에도 리듬이 있을까 궁금해서 스스로가 '빛이 들어오지 않는 동굴에서 외부와 차단된 채' 생활하는 실험을 했다. 두 달간 홀로 생활하며 오로지 느낌에 의존해서 잠들고 일어나고 활동했다. 그랬더니 완전히 고립된 상태에서도 평균 24시간 30분을 주기로 하루를 생활한다는 것을 알아냈다.

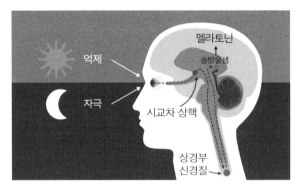

인체에 24시간 주기 생체리듬이 존재한다는 것과 이를 조절
하는 '서카디언 리듬' 유전자가 있다.

　그리고 2017년 생체리듬의 메커니즘을 연구한 3명의 과학자는 노
벨 생리학상을 수상했다. 이들 미국의 대학교수 3명은 인체에 24시
간 주기 생체리듬이 존재한다는 것과 이를 조절하는 '서카디언 리듬
circadian rhythm' 유전자가 있다는 것을 밝혀낸 것이다. 그런데 안타깝
게도 현대 생활은 이러한 낮과 밤의 생체리듬을 엉망으로 만들어 버
린다. 올빼미족이 늘어나면서 수면 장애나 우울증을 경험하는 이들
도 많아지고 있다.

　생체시계 그리고 생체리듬에 대한 연구들은 하나같이 생체리듬을
거역한 데서 질병이 발생한다고 주장한다. 태양 주기에 따라 수면과
각성의 주기, 호르몬의 주기, 신진대사와 체온, 혈압도 '주기'를 갖는
데 인간이 이 주기를 무시하면서 병에 걸린다는 것이다. 같은 맥락에
서 생체리듬이 깨지면 호르몬 주기가 깨져 식욕과 신진대사에 악영
향을 미친다. 생체리듬을 회복해야 비만을 물론 젊고 건강한 삶을 유
지할 수 있다는 결론에 다다른다.

　생체리듬 중에서 가장 중요한 것은 '잠'이다. 밤과 엄마 신까지 잠은

단순히 인간이 활동을 멈추는 시간으로 생각했지만 많은 연구를 통해 '잠의 중요성'이 알려지게 되었다. 잠을 통해 인간은 기억을 정리하고 필요 없는 것들을 지운다. 또한 잠을 자는 동안에는 많은 호르몬들이 나와서 회복과 충전의 시간을 갖게 된다. 해독과 재생의 시간이다.

밤에 나오는 성장 호르몬은 피곤한 몸을 본래 상태로 되돌리고 칼로리를 소모한다. 성장 호르몬 분비를 위해서는 300칼로리의 에너지가 소비되는데 깊은 수면을 하면 피로도 풀리고 피부도 좋아지면서 몸도 젊어진다. 그런데 수면의 질에 문제가 생기면 호르몬 분비량 자체가 줄어 칼로리 소모도 줄고 안티에이징 효과도 반감된다. 또한 세로토닌과 도파민 분비도 줄어 단 음식에 대한 욕망이 생기기도 한다. 잠을 잘 못 잔 다음날에는 탄수화물 위주의 폭식을 하기가 쉽다.

잠은 비만과도 깊은 관련이 있다. 잠을 잘 자지 못하면 비만할 확률이 높아진다. 실제 미국에서 실시한 수면 조사에 따르면 수면 시간이 4시간 미만인 경우, 수면 시간이 7~9시간인 사람들에 비해 비만 위험이 73% 증가한다고 한다. 수면 시간이 줄면 비만 위험은 증가하는데 수면 시간이 5시간 미만이면 50%, 6시간이면 23% 증가한다.

그런데 노화의 영향으로 나이가 들수록 우리의 잠은 점점 그 질이 안 좋아진다. 영유아기 때 인간은 잠들기와 깨기를 계속 반복하고 성장에 따라 수면 시간은 점점 길어지는데 초등학생이 될 즈음부터는 낮잠이 사라진다. 10대에는 잠에 취해 곯아떨어지는 상태가 계속되며 깊은 수면이 오래 지속되고 새벽에도 깊은 잠을 잔다. 깊은 수면과 꿈을 꾸는 렘수면이 구분되는 것은 20대부터이고, 30대부터는 수면의 질이 조금씩 나빠진다. 나이가 들수록 뇌에서 수면 호르몬인 멜라토닌이 더 적게 분비되기 때문이다.

30대부터는 잠든 뒤 3시간 뒤부터 깊은 수면이 일어나고 지속시간도 짧아진다. 3~4번의 깊은 렘수면이 반복되다가 50대 이후에는 도중에 깨는 시간이 늘고 일단 잠이 깨면 오랜 시간 잠들지 못하는 경우가 생긴다. 깊은 수면이 짧고 단발적으로 일어나서 낮에 낮잠을 자면서 잠을 보충하는 양상도 나타난다.

점심식사 후 햇볕을 받으며 산책을 하면 멜라토닌과 성장 호르몬이 활발히 분비되는 시간에 숙면을 취할 수 있다. 운동은 저녁식사 전에 하도록 한다. 저녁식사 후에 운동을 하면 신경이 흥분되고 코르티솔 수치도 높아져 수면의 질이 떨어질 수 있다.

건강한 사람은 아침에 코르티솔 수치가 가장 높다. 높은 코르티솔 수치가 에너지를 보충하기 위해 허기를 느끼게 하고 하루 일과를 힘차게 시작하도록 한다. 아침밥을 먹으면 인슐린 수치가 올라가면서 코르티솔 수치는 내려간다. 한낮에는 코르티솔 수치가 더 낮은 상태로 유지되고 이후에는 수면을 유도하는 멜라토닌 호르몬이 분비돼 잠잘 준비를 한다. 잠이 들면 성장 호르몬이 분비돼 낮 동안 손상된 세포를 수리하고 재생시킨다. 정상적인 몸은 밤이 되면 코르티솔 수치가 떨어지기 때문에 탄수화물도 당기지 않고 잠을 자는 동안 인슐린 분비도 멈춘다.

저녁식사는 잠들기 4시간 전에 마쳐야 한다. 늦은 저녁식사는 코르티솔 수치를 올려 좋지 않다. 특히 다이어트를 위해서는 잠자리에 들기 4시간 전부터 12시간 이상의 공복을 유지하는 것이 좋다. 생체리듬을 연구하는 학자들은 하루 24시간 중 12시간 동안 공복을 유지하면 비만이 예방되고 음식을 먹는 시간을 8~10시간으로 제한하면 살이 빠진다고 한다. 허기 때문에 잠을 자지 못하는 정도라면 오이나 양배추 같은 채소, 소화 흡수가 잘 되는 따뜻한 우유를 먹는 것이 좋다.

잠자리 환경은 어두운 것이 좋다. 실내등은 모두 끄고 침실 온도는 여름에는 24도 겨울에는 18도 정도로 유지한다. 암막커튼을 사용해도 좋다. 과흥분 상태로 잠을 자기 어렵다면 잠자기 전 칼슘과 마그네슘, 비타민D 보충제를 섭취하면 좋다(테아닌도 좋다). 신경과 근육의 진정과 이완에 도움을 준다. 특히 칼슘은 트립토판에서 멜라토닌이 생성되는 과정을 돕고 마그네슘은 세로토닌을 만드는 데 도움을 준다.

쉽게 잠이 들지 않는 경우라면 반신욕이 도움이 된다. 반신욕은 심부 체온을 낮춰 잠이 잘 들도록 한다. 심부 체온이란 내장의 체온을 말하는데 피부의 온도와는 차이가 있다. 아이들의 경우 잠이 들기 전에 손발이 따뜻해진다. 이는 잠들기 위해 열을 피부로 내보내 심부의 온도를 낮추기 때문이다. 반신욕을 하면 몸 표면에서 열이 나 표면 온도는 따뜻한 채로 유지되는 반면 몸 중심부의 체온은 내려가 잠을 자기 좋은 상태가 된다. 이상적인 반신욕은 취침 1시간 전 미지근한 온도에 10분 정도 몸을 담그는 것이다. 뜨거운 물에 장시간 들어가 있으면 뜨거운 물이 피부에 영향을 미치고 교감신경도 자극을 받아 몸이 더 활발히 움직이려는 줄 착각하기 쉬워 누워도 잠들기가 어려울 수 있다.

가끔 낮잠을 자서 밤에 자는 것이 힘들다는 분들이 있다. 낮잠 시간은 20~30분을 넘기지 않는 것이 좋다. 쪽잠은 피로를 회복시키는 데 좋지만 너무 많이 자면 밤 수면에 안 좋은 영향을 준다. 프리바이오틱스와 그린키위 섭취도 불면에 도움이 되는 것들이므로 참고하기 바란다.

3

여자라서
다이어트가 더 행복합니다!

화장실 가기가 힘들면 다이어트도 힘들다

"화장실 가기가 힘들어요!"

변비는 약사로 일을 할 때나 다이어트 상담을 할 때 가장 쉽게 접하는 FAQ 중 하나다. 화장실을 못 가는 것을 가볍게 생각하는 분들도 있지만 우리나라만 하더라도 '변비'라는 질병으로 병원을 찾는 환자가 매년 60만 명이 넘는다. 화장실을 제때 가고 못 가고는 일상에 큰 영향을 미치는 중요한 일이다.

2019년 일본 효고의대 연구팀은 변비로 인한 피해를 사회적 비용으로 환산해 화제를 모으기도 했다. 연구결과에 따르면 만성변비 환자는 1주일 동안 회사를 빠지는 비율이 8.8%로 변비가 아닌 사람보다 2.3배나 높고 출근 후에도 업무에 집중하지 못해 생산성도 높지 않다고 한다. 이를 임금으로 환산하면 변비로 인한 경제적 손실이 연간 1,220만 원에 달한다고 한다.

한편 변비는 다이어트를 하는 이들에게 쉽게 찾아오는 불청객이기도 하다. 절식과 금식 다이어트의 경우 변비가 생길 확률이 더 높다. 먹는 음식 자체가 많지 않으니 나올 것도 많지 않은데 이것들이 장 속에서 계속 머물다 보니 가스를 방출하고 불편감도 느끼게 한다. 변비 자체가 스트레스가 돼 소화기관이 운동을 멈추면 변비가 더 잘 생긴다. 변비에 걸려 화장실에 오래 앉아 있으면 항문에 과도한 힘이 들어가 치질 등 항문질환으로 이어질 수 있으므로 미리 미리 주의를 해야 한다.

저탄수화물 고지방 식이요법을 하다 보면 지방질이 변을 무르게 해주고 채소에 담긴 식이섬유가 찌꺼기가 되어 변비를 예방할 수 있지만 자칫 무리한 지방이 장 건강을 악화시킬 수 있어 일장일단이 있다. 저탄고지 식사를 시작하고 1~2주 사이에 찾아오는 '키토플루 Ketoflu'도 변비를 유발하는 원인이 된다. 키토플루는 감기와 비슷한 증상인데 평생 포도당을 주 에너지원으로 사용하다가 갑자기 지방을 에너지로 적극적으로 활용하는 데 익숙하지 않아서 발생하는 적응 현상이다. 이때 두통, 현기증, 무기력함과 더불어 변비까지 올 수 있다.

변비를 예방하기 위해서는 하루 2리터 이상의 충분한 물을 마셔야 한다. 국, 수프, 수분이 많은 과일도 도움이 된다. 식단에서 시금치, 아보카도, 아스파라거스, 브로콜리 등의 채소를 충분히 섭취하는 것이 좋다. 식이섬유는 하루에 최소 25~30그램 정도 섭취하는 것이 좋다. 하지만 갑작스럽게 많은 양을 섭취하거나 너무 많은 양을 먹으면 배에 가스가 차는 불편함을 느낄 수 있으니 너무 욕심내지는 말아야 한다. 여기에 가벼운 운동을 병행하면서 프로바이오틱스를 먹어주는 것도 도움이 된다.

여성만의 시크릿 데이를 위한 컨디션 조절법

개인에 따라 차이가 있지만 여성에게 시크릿 데이는 참 힘든 기간이다. 생리 때가 되면 유달리 지방이 풍부한 음식이나 초콜릿 같은 단 것이 당기기도 한다. 호르몬의 영향으로 음식을 평소보다 많이 섭취하지 않더라도 체중이 1~2킬로그램 늘어나는 경우도 있다. 감정과 컨디션이 요동치고 불편한 점도 없지 않아 다이어트는 물론 일상적인 생활을 하기에도 무리가 있다. 하지만 자신의 몸 상태를 잘 체크하고 그때그때 필요한 조치들을 하면 전보다는 확실히 나아질 수 있다.

일반적인 여성의 생리 주기는 21~35일이다. 평균은 28일이고 평균 생리주기에서 하루에서 닷새 정도 늦거나 빨라질 수 있다. 보통의 생리기간은 3~7일 정도로 20~80밀리리터의 생리혈을 배출한다. 여성의 컨디션은 생리일을 기준으로 4개의 구간(생리기, 행복기, 뉴트럴기, PMS기)을 반복한다. 생리주기는 생리가 시작되고 1~7일로 몸도 마음도 우울한 때다. 생리통이나 부종으로 힘들 수도 있으니 배를 따뜻하게 하고 영양을 보충하며 휴식을 취하는 것이 좋다. 피부가 민감해 홍조나 가려움증을 느낄 수 있으므로 마사지나 스크럽도 피하는 것이 좋다. 비타민과 미네랄이 풍부한 발효식품을 먹어주면 장 활동이 활발해져 컨디션 회복에 도움이 된다.

운동은 생리통이나 부종을 줄이는 데 도움이 된다. 가벼운 운동은 엔도르핀을 만들어 불안감과 통증을 줄여준다. 복부팽만감, 우울이나 짜증으로 인한 감정 변화, 피로감, 구역 등도 호전시킨다. 걷기나 가벼운 근력 운동, 에어로빅이나 요가, 필라테스 등의 스트레칭과 신체 균형에 도움이 되는 운동이 좋다.

생리통이 심하다면 무조건 참기보다는 아세트아미노펜이나 이부프로펜 성분의 비스테로이드성 소염진통제를 먹는 것도 추천한다. 처방 없이 구매하는 진통소염제는 내성이 생기지 않기 때문에 복용을 꺼릴 필요는 없다. 부종의 불편함까지 완화해주는 여성 소염진통제도 있다. 그럼에도 진통제 먹기가 꺼려진다면 평소 마그네슘과 비타민B군(특히 피리독신B6)과 비타민E를 충분히 섭취할 것을 권한다. 마그네슘은 생리통으로 인한 감정 기복, 자궁 근육 경련 완화에 도움을 주고 비타민E는 호르몬 밸런스를 맞춰 생리통을 줄여준다. 비타민B는 체력저하와 육체 피로가 있을 때 효과적이다.

행복기는 8~14일째로 생리가 끝난 뒤로 한 달 중 몸과 마음이 제일 안정적이고 여성을 아름답게 만드는 호르몬인 에스트로겐이 분비돼 외적으로도 가장 아름다운 시기다. 부종이 줄고 신진대사도 활발해 다이어트에도 적합하다. 행복기 끝에 배란이 되면 뉴트럴기로 진행된다. 보통 배란기 앞뒤로 3~4일을 더한 일주일이 가임기다.

뉴트럴기인 15~21일째는 배란기 이후로 아직은 신체적으로나 정신적으로 평온한 때다. PMS(월경 전 증후군)기는 22~28일째로 4개 구간 중 컨디션이 가장 나쁜 시기다. 피부 상태도 나빠지고 변비, 두통, 짜증, 우울감, 뾰루지 등 트러블이 일어나기도 쉽다.

배란일 이후 황체기에는 체중 감량을 어렵게 만드는 다양한 신체적 변화가 일어난다. 프로게스테론이 많이 분비돼 몸이 붓고 컨디션 또한 좋지 않은데다 식욕도 왕성해진다. 지방분해효소의 작용을 억제해 지방 축적도 쉬워지고 같은 음식을 먹어도 더 많은 인슐린이 분비돼 지방 축적이 잘 일어난다.

다이어트 중이라면 무조건 식욕을 참기보다는 건강한 지방과 야채 등 몸에 좋은 것을 먹도록 노력하는 것이 좋다. 스트레스가 심해지면 폭식을 할 위험이 커진다. 스트레스를 받지 않도록 먹기는 먹되 고탄수화물 음식은 피하도록 한다. 정제되지 않은 쌀, 잡곡류, 아보카도, 바나나, 호박, 아스파라거스, 버섯류, 생선류 등은 비타민B군이 풍부해 에너지를 연소시키고 부종을 해소하는 데 도움을 준다.

내 몸의 주기를 잘 파악해 더욱더 나를 이해하고 사랑하기를 바란다. 자신감이 넘치는 내가 되기를 진심으로 원한다. 내가 나를 알아야 나를 더 사랑할 수 있기 때문이다.

| 참고도서 |

강은희 등,『40대 내 몸 관리』, 건강 100세, 메디마크, 2014. 11

강재헌,『12주로 끝내는 마지막 다이어트』, 헬스조선, 2011. 4

김갑성·임종민,『영양제 처방가이드』, 엠디월드, 2019. 9

노윤정,『알고 먹으면 약 모르고 먹으면 독』, 생각비행, 2012. 3

니나 타이숄스,『지방의 역설』, 양준상·유현진 옮김, 시대의창, 2016. 4

데이브 아이스피,『최강의 식사』, 정세영 옮김, 앵글스, 2017. 6

데이비드 갈레스피,『식물성 기름, 뜻밖의 살인자』, 이주만 옮김, 북로그컴퍼니, 2014. 6

도가와 아이,『나의 첫 다이어트 근육 홈트』, 최서희 옮김, 비타북스, 2019. 6

린다 베이컨,『왜, 살은 다시 찌는가?』, 이문희 옮김, 와이즈북, 2016. 3

마이클 로이젠·메멧 오즈,『내몸 다이어트 설명서』, 박용우 옮김, 김영사, 2008. 2

마이클 모슬리·미미 스펜서,『간헐적 단식법』, 이은희 옮김, 토네이도, 2013. 4

마키다 젠지,『식사가 잘못됐습니다』, 정선영 옮김, 더난, 2018. 9

메리앤 윌리엄슨,『다이어트 시크릿』, 강규호 옮김, RHK, 2012. 1

모리 다쿠로,『운동 없이 요요 없이 100% 다이어트』, 김민정 옮김, 생각정거장, 2017. 5

무네타 테츠오,『지방의 진실 케톤의 발견』, 양준상 옮김, 판미동, 2017. 4

박용우,『지방 대사 켜는 스위치온 다이어트』, 루미너스, 2018. 3

박정완,『약국에서 알려준 궁금한 약 이야기』, 조윤커뮤니케이션, 2017. 5

사토 게이코,『수면 다이어트』, 조미랑 옮김, 넥서스Books, 2013. 10

수피,『다이어트의 정석』, 한문화, 2018. 8

수피,『헬스의 정석』, 한문화, 2019. 10

식품의약품안전처,『건강기능식품 기능성원료 인정 현황』, 진한엠앤비, 2017. 2

쓰루미 다카후미,『효소의 비밀』, 김정환 옮김, 싸이프레스, 2014. 1

안드레이스 모리츠,『굶지 말고 해독하라: 다이어트의 반란』, 정진근 옮김, 에디터, 2015. 11

오한진,『내 몸을 살리는 호르몬』, 이지북, 2016. 4

옥진윤·함익병,『피부에 헛돈 쓰지 마라』, 중앙북스, 2015년 6월

유화이, 『디즈 이즈 다이어트: 이것이 다이어트다』, 양문, 2014. 5

이상원, 『몸이 전부다』, 올림, 2017. 7

이승훈, 『간헐적 단식 성공스토리』, 북스페이스, 2013. 4

이영훈, 『기적의 식단』, 북드림, 2019. 10

이원천, 『호르몬 다이어트』, 사계절, 2018. 3

이은희, 『하리하라의 음식과학』, 살림Friends, 2015. 6

이지수, 『습관 성형』, 닐다, 2017. 5

이충헌·박형일, 『체중계는 잊어라 이제 라인이다』, 해피스토리, 2012. 6

정민호, 『당신은 아직 걷지 않았다』, 걸리버, 2018. 9

정비환, 『영양제 119』, 부키, 2011. 11

정유섭, 『콜레스테롤과 포화지방에 대한 오해 풀기』, 라온북, 2015. 6

제이슨 펑, 『비만코드』, 제호영 옮김, 시그마북스, 2018. 10

조나단 베일러, 『칼로리의 거짓말』, 김정한 옮김, 홍익출판사, 2014. 9

조영민 등, 『시간제한 다이어트』, 아침사과, 2018. 3

존 맥두걸, 『어느 채식의사의 고백』, 강신원 옮김, 사이몬북스, 2017. 8

지미 무어, 에릭 웨스트먼, 『지방을 태우는 몸』, 이문영 옮김, 라이팅하우스, 2017. 6

키토제닉 다이어트 카페, 『오늘의 키토식』, 김벗, 2019. 11

트레이시 만, 『야윈 돼지의 비밀』, 이상헌 옮김, 일리, 2018. 4

호노스 아요이, 『빵을 끊어라』, 노경아 옮김, 매일경제신문사, 2018. 1

피봄로지, 『공포 다이어트』, 위즈덤하우스, 2017. 2

하비 다이아몬드, 『다이어트 불변의 법칙』, 강신원 옮김, 사이몬북스, 2016. 5

하워드 제이콥슨, 『당신이 병드는 이유: 현대 영양학의 몰락과 건강』, 이의철 옮김, 일리과학, 2016. 9

한스 울리히 그림, 『위험한 식탁』, 이수영 옮김, 율리시스, 2014. 1

MBC 스페셜 지방의 누명 제작팀, 『지방의 누명: MBC 스페셜』, DKJS, 2017. 1

R. 네스 등, 『인간은 왜 병에 걸리는가』, 최재천 옮김, 사이언스북스, 1999. 8

다이어트가 잘못됐습니다
몸짱 약사 유튜버가 가르쳐주는 안티에이징 다이어트의 비밀

초판 1쇄 발행 2020년 8월 24일
초판 2쇄 발행 2021년 5월 10일

지은이 민재원
펴낸이 안현주

감수 박춘묵 정명일 **편집** 최진 이상실 안선영 **마케팅** 안현영
디자인 표지 최승협 강현구 본문 장덕종

펴낸곳 클라우드나인 **출판등록** 2013년 12월 12일(제2013-101호)
주소 우) 03993 서울시 마포구 월드컵북로 4길 82(동교동) 신흥빌딩 3층
전화 02-332-8939 **팩스** 02-6008-8938
이메일 c9book@naver.com

값 16,000원
ISBN 979-11-89430-82-5 13510